T0048206

PNL
Programación
neurolingüística

PNL
Programación neurolingüística

Clara Redford

esenciales
ROBIN BOOK

© 2014, Clara Redford

© 2014, Ediciones Robinbook, s. l., Barcelona

Diseño de cubierta: Regina Richling

Ilustración de cubierta: iStockphoto.

Diseño interior: Raquel Alonso

ISBN: 978-84-9917-357-3

Depósito legal: B-5680-2014

Impreso por Lito Stamp, Perú, 144, 08020 Barcelona

Impreso en España - *Printed in Spain*

Índice

Introducción

La programación neurolingüística, también conocida como PNL, es un conjunto de técnicas diseñadas para producir un cambio permanente en las personas, identificando las estrategias internas que utilizan las personas de éxito, con el fin de facilitar un cambio evolutivo y positivo.

La PNL utiliza patrones universales de comunicación para intervenir en procesos tales como el aprendizaje, la superación del estrés, la gestión de conflictos o la superación de fobias. Su origen tiene lugar tras las investigaciones de los que se consideran padres de la PNL, Richard Bandler y John Grinder, que en 1976 se dedicaron a investigar los procesos que hacen que transmitamos nuestra representación del mundo a través del lenguaje.

El término programación neurolingüística deriva de la idea que la mente es programable debido a nuestra facultad de elegir los pensamientos necesarios para obtener los resultados necesarios, y que mediante el lenguaje y otros sistemas no verbales de comunicación se pueden ordenar los pensamientos para comunicarse con el exterior.

La PNL es una herramienta para transformar las situaciones vitales que marcaron la identidad de una persona durante la infancia o la adolescencia y así poder cambiar la vida futura.

Este libro es una excelente oportunidad para ponerse al día con todo aquello que significa la programación neurolingüística y una guía práctica para llevar a la práctica una serie de ejercicios que le servirán para (re)conocerse y poder cambiar así modelos de conducta mental y emocional por otros que le darán una mayor armonía y equilibrio.

1. Unos apuntes básicos sobre PNL

La programación neurolingüística puede entenderse como un conjunto de modelos y técnicas que ofrecen un amplio espectro de vías para la comunicación intra e interpersonal con el propósito de influir de manera positiva en los procesos de aprendizaje.

Dicho de otro modo, la PNL es un modelo de comunicación entre los comportamientos exitosos y las experiencias subjetivas, un sistema que educa a las personas en la autoconciencia y la comunicación efectiva con el fin de que puedan cambiar sus modelos de conducta mental y emocional.

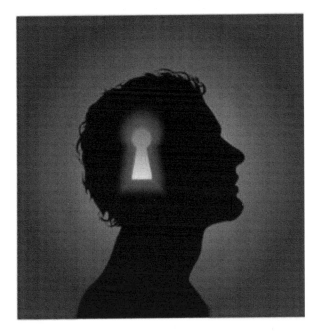

La PNL es una poderosa arma para realizar cambios en la vida, ya que gracias a este método cualquier persona puede desarrollar todas y cada una de las capacidades ocultas. Este extraordinario método puede lograr cambios personales importantes en un lapso de tiempo bastante breve. Esta técnica

Características de la PNL

- Presenta un enfoque práctico, poderoso y efectivo para lograr una mejora personal a través de técnicas que modifican la conducta de una persona.

- Es una poderosa herramienta de comunicación, influencia y persuasión, de efectividad demostrada en ámbitos como la comunicación o la negociación, donde es necesario lograr una sintonía entre las personas y poder persuadir e instalar nuestros puntos de vista.

- La PNL tiene recursos que permiten lograr que el ser humano realmente logre un crecimiento personal, aplicándola en su vida cotidiana.

- Es, en esencia, un aprendizaje acelerado a través de modelar-copiar conductas de personas de excelencia, personas que ya están obteniendo resultados exitosos y que con la PNL puede aprender a "descifrar" todo ello en beneficio propio, para aplicarlo y lograr resultados similares rápidamente.

de desarrollo personal no recurre a concepciones filosóficas, religiosas o espirituales sino que los resultados los obtiene de una forma práctica y concreta. Su eficacia se debe al propio espíritu humano, que es capaz de transformar cualquier mecanismo por complicado que este sea.

Al explorar el funcionamiento del espíritu humano, nuestros deseos, nuestras acciones, nuestros miedos y nuestras ilusiones cobran un sentido. Cuando tenemos sentimientos positivos, estamos más relajados y nuestro equilibrio físico y emocional es mucho mayor.

Historia de la PNL

La PNL nace con el trabajo conjunto que realizó el lingüista John Grinder con el matemático y terapeuta de la Gestalt Richard Bandler. El propósito de ambos era identificar modelos explícitos de excelencia humana.

En 1975 publican su libro *La estructura de la magia* en dos volúmenes, que constituyen la base de lo que más tarde se conocerá como programación neurolingüista. En este libro ambos se centran en identificar los patrones verbales y conductuales particulares de algunos exitosos terapeutas –Milton Erickson, Fritz Perls y Virginia Satir–.

Después de sus largas investigaciones, apoyándose en la observación sistemática, llegaron a la conclusión de que el procedimiento que empleaban con excelente resultado era la utilización de un patrón de comunicación muy particular. Basándose en los datos obtenidos a través de todas sus investigaciones, Bandler y Grinder elaboraron una estructura terapéutica que hoy día es utilizada como sistema genérico de aprendizaje, entrenamiento o marco terapéutico: PNL.

Bandler y Grinder encontraron que estos terapeutas con los que habían trabajado tenían en común una estructura o modo de interaccionar, lo que les permitió el acceso a una serie de modelos de comunicación poderosos para establecer algunas reglas o pautas débiles para lograr el objetivo en diferentes áreas de trabajo. Bandler y Grinder (1993) lograron englobar tres aspectos con respecto al término PNL:

- **Programación:** se refiere al proceso de organizar los elementos de un sistema (representaciones sensoriales), para lograr resultados específicos.

- **Neuro (del griego *Neurón*, que quiere decir nervio):** representa el principio básico de que toda conducta es el resultado de los procesos neurológicos.

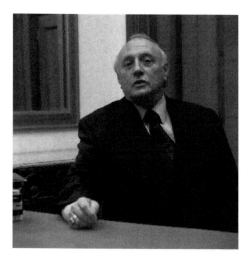

Richard Bandler procede de la terapia gestáltica.

- **Lingüística (del latín *Lingua*, que quiere decir lenguaje):** indica que los procesos nerviosos están representados y organizados secuencialmente en modelos y estrategias mediante el sistema del lenguaje y comunicación.

El funcionamiento del cerebro

El cerebro y la médula constituyen el Sistema Nervioso Central. En el siglo XIX dos neurólogos –Paul Broca y Carl Wernicke– afirmaron que cada hemisferio tiene una función distinta del otro. Estos dos médicos se dieron cuenta que pacientes con lesiones en el hemisferio izquierdo tenían graves problemas

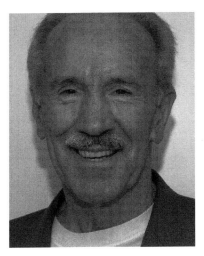

John Grinder se formó en las terapias generativas transformacionales de Noam Chomsky.

de lenguaje, mientras que los pacientes que tenían lesiones en el hemisferio derecho tenían una disminución en la visión. Su conclusión era que cada hemisferio trabaja sin la interferencia del otro.

Hoy en día se sabe que ambos hemisferios son capaces de trabajar tanto conjuntamente como aisladamente, y ambos tienen igual importancia pese a realizar una función específica.

Mientras que el hemisferio izquierdo se encarga del lenguaje, del análisis y el razonamiento lógico, el costado derecho es más creativo, intuitivo, simbólico, procesa la parte del significado del lenguaje. Mientras que en las escuelas occidentales se da mayor importancia al hemisferio izquierdo, en Oriente se enfatiza más el uso del hemisferio derecho, dando mayor importancia a la comprensión de la esencia de los seres un plano más abstracto y espiritual que no científico.

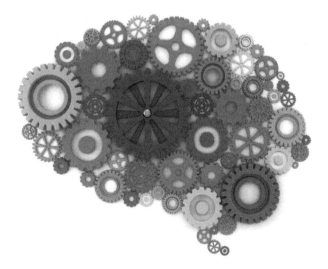

Test de dominio cerebral

1. Tiendo a estar más frecuentemente:
a) tenso y preocupado
b) relajado y despreocupado

2. Cuando escucho música soy más consciente:
a) del ritmo
b) la melodía

3. Prefiero aprender:
a) escuchando y tomando notas
b) leyendo extensivamente y siguiendo corazonadas

4. Prefiero jugar:
a) scrabble
b) ajedrez o damas

5. Al ir de compras con mayor frecuencia:
a) compro según lo que haya planificado
b) compro compulsivamente

6. Cuando aprendo algo nuevo:
a) lo entiendo a paso a paso
b) de pronto comprendo todo junto

7. Tengo corazonadas:
a) rara vez
b) a menudo

8. Me cuesta poner mis sentimientos y opiniones en palabras:
a) rara vez
b) a menudo

9. Cuando salgo de viaje prefiero:
a) anotar las indicaciones para llegar
b) usar un mapa

10. Cuando elijo ropa prefiero:
a) estilo y colores relativamente sobrios
b) colores y estilo llamativos

11. Tiendo a recordar a la gente por sus:
a) caras
b) nombres

12. Considero que la ciencia:
a) nunca podrá explicar muchas cosas
b) eventualmente podrá explicar todo

13. Me gusta la gente que:
a) evalúan los pros y los contras
b) están seguros de sus conclusiones

14. La gente suele verme como una persona:
a) imaginativa
b) confiable

15. Gran parte de lo más importante de la vida:
a) no puede expresarse en palabras
b) puede ser comunicado con palabras

16. Básicamente soy más:
a) cooperativo que competitivo
b) competitivo que cooperativo

17. Disfruto más:
a) estando solo con mis pensamientos
b) estando con otras personas

18. Prefiero:
a) ser espontáneo
b) hacer planes y horarios

19. Prefiero que mi casa y mi lugar de trabajo sean:
a) cómodos y desordenados
b) ordenados y bien organizados

20. Tiendo a juzgar:
a) por la primera impresión
b) luego de un cuidadoso análisis y deliberación

Respuestas del 1 al 10 – (a) es Izquierdo y (b) es Derecho
Respuestas del 11 al 20 – (a) es Derecho y (b) es Izquierdo
12 o más respuestas indican dominio de uno
u otro hemisferio

Al integrar ambas polaridades, las capacidades masculinas y femeninas, se pueden logar creaciones sublimes y una unidad y armonía holística. Cualquier tipo de aprendizaje que pretenda ser significativo debe incluir la acción y la función de ambas partes del cerebro. Cada hemisferio contempla la realidad de una manera única, pero al unir ambas propuestas se logra una percepción más amplia y completa de la realidad.

Las personas disponen de diferentes canales o sistemas de representación a través de los cuales pueden recoger la información. Estos son el canal visual, el canal auditivo, el cinestésico, el canal olfativo y el gustativo. Cada uno de estos sistemas compone distintas submodalidades y cada una de estas submodalidades puede tener expresiones distintas. Estos canales de entrada se ocupan de que nuestros sentidos puedan captar la información: el visual mediante la vista, el auditivo mediante el oído, el olfativo mediante el olor, el cinestésico mediante el tacto y el gustativo mediante el sabor.

No hay dos cerebros iguales

Actualmente los aportes de investigaciones realizadas en el ámbito de la psicología y de otras disciplinas han despertado un interés por conocer el funcionamiento del cerebro y diseñar experiencias organizadas y sistemáticas que faciliten su abordaje con modelos de intervención.

Entender su funcionamiento es básico para la aplicación de los diferentes métodos o sistemas que pueden emplearse. Debemos partir de la base de que el cerebro de los individuos tiene sus propias peculiaridades, no hay dos que sean exactamente iguales.

- **Cerebro reptil:** Es el cerebro primario. En él se ubica la inteligencia básica, se ubican los comportamientos y conductas que se adquieren en la niñez y se repiten en la vida adulta. El uso de este cerebro proporciona la formación de hábitos mediante una acción repetida varias veces, hasta que se organiza y se estructura en "rutinas".

- **Cerebro neocórtex:** Este cerebro construye el pasado, el presente y el futuro de manera secuencial. Es un proceso que ocurre internamente y que permite fomentar y consolidar las capacidades de análisis.

El hemisferio izquierdo se especializa en reconocer las partes que constituyen un conjunto, es lineal y secuencial. Pasa de un punto a otro de manera gradual, paso a paso. Procesa información verbal, codifica y decodifica el habla. Separa las partes que constituyen un todo. Es como una computadora, tiene su propio lenguaje. El hemisferio derecho combina partes para crear un todo, se dedica a la síntesis. Busca y construye relaciones entre partes separadas. Procesa simultáneamente

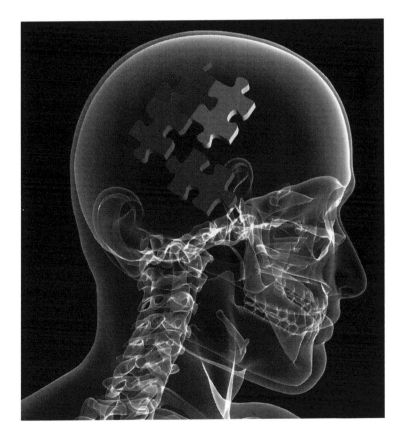

en paralelo, es especialmente eficiente en el proceso visual y espacial (imágenes). Se especializa en relaciones no lineales, pareciera que es la fuente de la percepción creativa. Las palabras o figuras por sí solas no dicen nada, y si se juntan, se obtiene una comunicación más clara. Es como un caleidoscopio, con número casi infinito de variedades.

- **Cerebro límbico:** Procesa las emociones y los sentimientos. Constituye el sentir, las manifestaciones de las emociones humanas, de los afectos. En él se registra la sexualidad como fenómeno mental.

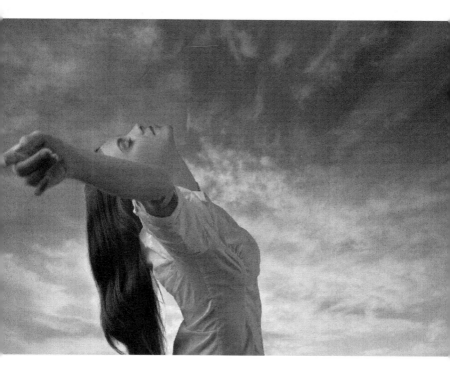

Los diez principios de la PNL

1.- Procesamos la información a través de los cinco sentidos.

2.- Las personas tenemos dos niveles de comunicación: consciente e inconsciente.

3.- Todo comportamiento se orienta a la adaptación.

4.- Para conocer las respuestas, es indispensable tener agudeza sensorial.

5.- Todo comportamiento tiene una intención positiva.

6.- No existen fracasos en la comunicación, sólo se producen resultados.

7.- Aceptamos con mayor facilidad lo conocido.

8.- *Rapport* es el encuentro de las personas en el mismo modelo del mundo.

9.- Las personas tienen todos los recursos necesarios para hacer cualquier cambio que deseen.

10.- El mapa no es el territorio que representa.

Las personas se orientan mediante un mapa interior del mundo, que van actualizando progresivamente. Pero ese mapa no puede mostrar un único camino, ya que resultaría bastante superfluo. La clave del éxito es la flexibilidad, la posibilidad de reaccionar ante sucesos muy diferentes, ya que de este modo se multiplican las posibilidades. Para mejorar nuestras posibilidades de elección y nuestras posibilidades de éxito hemos de mantener el mapa mental al día, explorando nuevos caminos y cerrando aquellos otros que se hayan tornado impracticables.

Nuestros pensamientos, sentimientos y recuerdos forman una totalidad. Al modificar algunas estructuras de estas experiencias, se puede modificar su efecto global. La PNL utiliza esta posibilidad para intensificar recuerdos agradables o bien neutralizar experiencias desagradables y despertar fuerzas interiores.

Todos los problemas tienen solución. Sin embargo, cuando surge una dificultad que nos hace difícil ver la salida, la aparente falta de solución no se halla en el problema sino en los caminos que somos capaces de ver. En gran medida, la PNL consiste en cambiar la orientación hacia el problema en una salida hacia la meta buscada. Al orientarse hacia las soluciones en vez de hacia los problemas, las personas se orientan hacia la búsqueda de metas y soluciones. Mediante el control

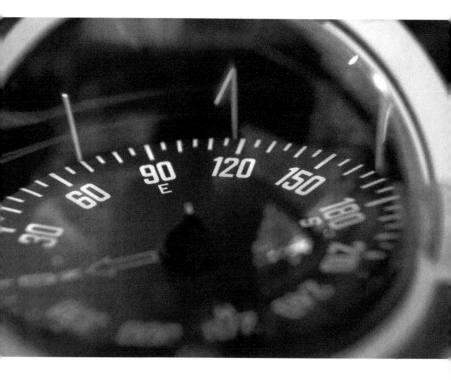

de parámetros corporales se ejerce una influencia positiva en los sentimientos y en los pensamientos.

Todo aquello que pueda parecer un problema, un obstáculo o un fracaso, puede tratarse como un mensaje de respuesta, es decir, como indicación de en qué medida deben ser efectivos determinados procedimientos para conseguir una meta concreta. El miedo a la derrota es uno de los obstáculos más grandes en el camino hacia el éxito.

Cuando se trata una dificultad como si fuera un escollo, esto conduce a la pasividad. Si se trata como un mensaje de respuesta, se abren nuevas vías hacia la meta. La PNL ayuda en el reconocimiento de comportamientos antiguos e inefectivos.

Modelos basados en la PNL

La PNL presenta una serie de modelos necesarios para crear cambios positivos y ser más eficaz con los demás, liberarnos de costumbres obsoletas y de comportamientos autodestructores.

- El metamodelo del lenguaje desarrollado por Grinder y Bandler permite recuperar la información verbal oculta desde la misma estructura profunda del cerebro. Se trata de una herramienta idónea para recuperar eficazmente la información perdida u oculta en el diálogo interpersonal. Las personas desarrollan el lenguaje a partir de la estructura de superficie, esto es, desde la estructura consciente, lo que les permite filtrar realmente lo que quieren decir.

- El modelo Milton fue desarrollado por el psiquiatra Milton Erikson. Se trata de un modelo hipnótico cuyo objeto es establecer una comunicación con los procesos inconscientes de las personas. Gracias a este modelo se puede comunicar de forma persuasiva con los demás. Al utilizarlo, se pueden producir trances o hipnosis en otros con el fin de ayudarles y superar sus limitaciones. Con esta técnica se logra que el subconsciente del interlocutor capte un mensaje subliminal. El modelo Milton asiste para distraer a la mente consciente y acceder al inconsciente.

La técnica del anclaje

El anclaje es una técnica que consiste en asociar un estímulo a un estado emocional. Al repetir el estímulo se repite también el estado emocional al que se asocia ese estímulo cuando se hizo el anclaje. El anclaje tiene que ver con la relación que generamos entre acontecimientos.

Todos tenemos anclajes que nos ligan a un determinado estado emocional: una canción preferida, un olor que despierta sensaciones y evoca momentos pasados, etc.

Un anclaje es cualquier representación que genera otra representación o serie de representaciones. Cualquier parte de una experiencia pasada puede ser utilizada para un anclaje y acceder así al estado que implicaría revivir tal experiencia.

Cuando la respuesta al estímulo del anclaje es una nueva imagen mental o se logra un cierto cambio se dice que dicho anclaje ha tenido el éxito esperado. Por tanto, no hace falta

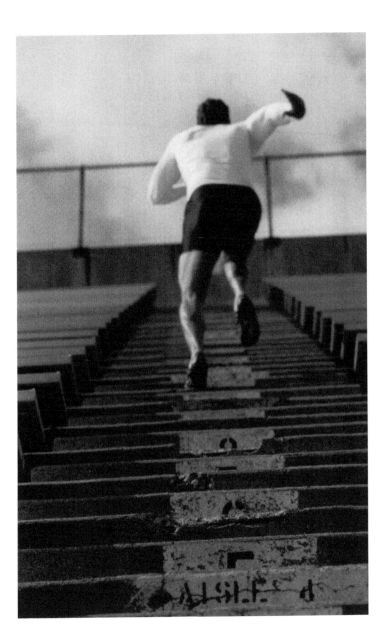

realizar cosas extraordinarias para ver que efectivamente el anclaje ha sido realizado, ya que la respuesta fisiológica es inmediata en la persona que lo vive.

Características de los distintos tipos de anclajes

Los anclajes positivos:
- Refuerzan nuestra confianza.
- Producen alegría.
- Despiertan la sonrisa.

Los anclajes negativos:
- Producen emociones que limitan.
- Llenan de miedo.
- Reducen nuestra capacidad como seres humanos.

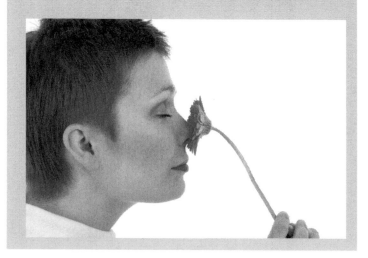

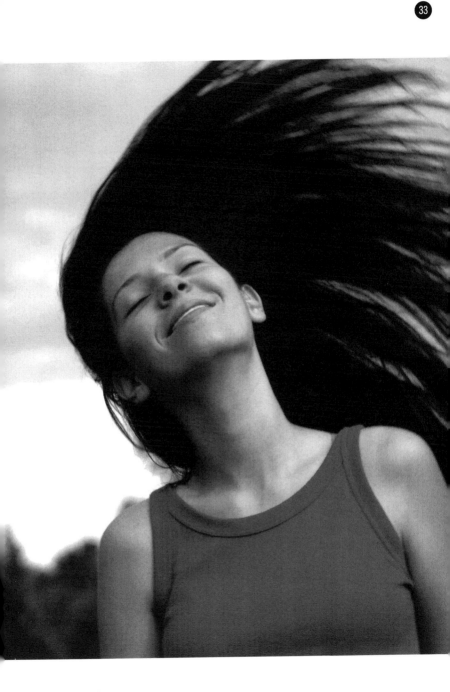

Cómo realizar un anclaje

1 Identifique el estado emocional que desea obtener: confianza, tranquilidad, entusiasmo. Este paso es crucial ya que es preciso definir específicamente cómo uno desea sentirse. Lo importante es buscar un estado emocional positivo: por ejemplo "quiero estar alegre". Si, se piensa en negativo "no quiero preocupado" se genera aquello que se desea evitar. Los sentimientos deben seleccionarse en positivo.

2 Es importante tratar de recordar un momento particular de la vida en que se haya sentido de la misma manera que se desea estar. El individuo debe acceder a su pasado y evocar mentalmente los momentos en los que se haya experimentado el estado que se necesita y luego elegir entre ellos el más poderoso.

3 En la imaginación debe crearse el estado que haya sido elegido como si estuviera sucediendo en estos momentos. Trate de visualizar lo que sucede alrededor, esté atento a los sonidos de fondo y sienta las mismas sensaciones que tuvo en aquel mismo momento como si se viviera de nuevo ahora mismo.

4 Establezca anclajes. Los estados emocionales alcanzan un pico y luego empiezan a decaer. Repita el proceso al menos tres veces, justo en el momento en que las emociones alcanzan su cota máxima, y evoque esas sensaciones al tiempo que visualiza una imagen que represente dicho estado. Al evocar la calma, por ejemplo se puede recurrir a la imagen de un atardecer en la playa. De todas maneras, los anclajes son cuestiones personales que se producen en la mente del individuo.

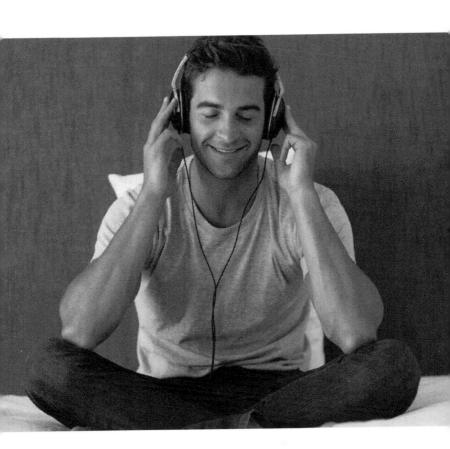

Vivimos como una unidad

La personalidad se compone de conciencia, subconsciente y conciencia profunda. Las subpersonalidades son posibilidades de conducta o tendencias que actúan en todos esos ámbitos.

En programación neurológica la persona es tratada como resultado de un trabajo conjunto de diferentes partes o personalidades parciales. Estos son los niveles básicos de la personalidad creados por Robert Dilts.

Un primer nivel que comprende el medio que nos rodea: la familia, el trabajo, la sociedad, el lugar de residencia. Es el nivel del tener, del no-yo y son los resultados de mis acciones en general.

En el segundo nivel están las conductas, los hábitos y comportamientos. El siguiente nivel comprende las habilidades y capacidades, que pueden o no estar manifestadas en la conducta. Pueden ser latentes o inconscientes y tienen un nivel de potencialidades que no suelen estar totalmente aprovechadas.

El cuarto nivel son los códices o reglas de conducta, lo que debo o no debo hacer, la distinción entre lo correcto y lo incorrecto, lo bueno y lo malo. En este nivel se ubican los valores y creencias, así como todo aquello que motiva al individuo y dirige su conducta.

El último nivel es el de la identidad, el nivel del "yo soy". Está formado por un conjunto de roles que conforman la identidad individual y particular del individuo como miembro de una especie, de una sociedad o de un país, de una cultura, de un estrato social, de una familia, de un género.

Existen otros niveles que trascienden la identidad del yo y que corresponden al sentido de la existencia personal, es la dimensión espiritual o cósmica, según cada individuo.

Cuando se produce un cambio en los niveles superiores, ello afecta directamente a los niveles que están por debajo. Por tanto, un cambio en la identidad, afecta a todos los niveles inferiores. La confusión de los niveles produce una gran carga emocional negativa, como cuando una persona no puede aprender a usar un programa de ordenador (lo que significa dificultades en el nivel conductual) y acto seguido piensa que es tonta (extrae una conclusión en el nivel de indentidad).

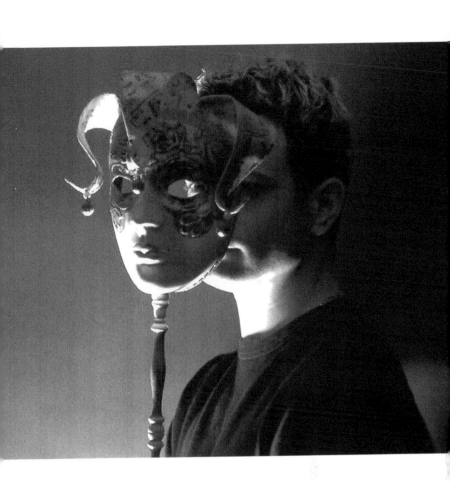

El modelo de las subpersonalidades

El principal objetivo es integrar todas las subpersonalidades eficaces para extraer con ello todo el potencial de la persona y lograr su verdadera naturaleza o esencia.

Integración personal de las distintas subpersonalidades

Los principios de la integración personal de las distintas subpersonalidades son:

- La personalidad es el resultado de las tendencias de un número de subpersonalidades.
- Sólo algunas subpersonalidades llegan a la conciencia.
- El carácter participa tanto en la conciencia como en el subconsciente, por lo que se verá influido por varias subpersonalidades al hacerse inconscientes.
- Algunas subpersonalidades no llegan al Yo e influyen sólo de forma directa al subconsciente, aunque influyen también a otras subpersonalidades si llegan hasta el Yo.
- Algunas subpersonalidades se comunican con la conciencia profunda, la cual controla funciones corporales.

Los seres humanos tenemos aspectos en nuestro fuero interno que obstaculizan el camino del crecimiento. Cada persona puede actuar de forma diferente a lo que dicta su pensamiento debido a la tensión que se produce entre sus distintas subpersonalidades. Cada una puede manifestarse de forma independiente y producir su propio estado, su propia atmósfera. Cuando una subpersonalidad predomina, se examinan las cosas a través de esta parara luego, pasado un instante, cuando se presenta otra subpersonalidad, examinar entonces la misma cuestión pero de manera diferente.

La percepción de uno mismo podría ser la capacidad de

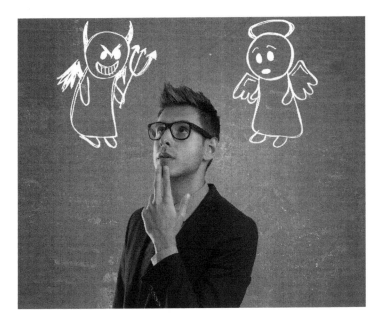

percibir esas pequeñas subpersonalidades en uno mismo, no permitir que tomen el mando y no identificarse con el estado que la inducen.

Un conflicto es definido como un estado de desarmonía entre personas, ideas o intereses compatibles, un conflicto o lucha mental, muchas veces inconsciente, que resulta cuando diferentes representaciones o mapas del mundo se sostienen en oposición o exclusividad. Los conflictos pueden ocurrir, bien entre partes en nuestro interior o bien externamente con los demás.

Los conflictos suceden entre diferentes partes de la experiencia humana: en capacidades como la creatividad o la protección; en su sistema de creencias o valores; y en su identidad.

Al integrar todas las subpersonalidades se puede extraer todo el potencial de la persona.

2. Objetivos de la PNL

La PNL ofrece la posibilidad de dar más variantes y opciones a las decisiones que se han de tomar a diario de manera que puedan contribuir a la mejoría de su vida. Si sólo se dispone de una manera de emprender las cosas no se disponen de alternativas para resolver las cuestiones de forma exitosa.

Gracias a la PNL se puede adiestrar la agudeza sensorial y aumentan los filtros para percibir las cosas de manera diferente. Es decir, se puede saber cómo y dónde enfocar la atención para tener más opciones y lograr mejores resultados. El primer paso es saber qué se quiere lograr, luego tener la capacidad para darse cuenta del presente, el trabajo diario, y por último tener la flexibilidad necesaria para saber qué funciona y qué no.

Encontrar una vocación

En cualquier ámbito de la vida, antes de actuar es preciso conocer bien los objetivos y ser capaces de adaptarnos a ellos, ya que cualquier decisión puede significar un cambio en el rumbo de vida y hacernos más felices o desdichados.

Pero antes de elegir es preciso contar los recursos necesarios para saber qué se está eligiendo y disponer de la información completa.

No es conveniente marcarse un listón extremadamente alto,

ni tampoco realizar el mínimo esfuerzo, sólo es necesario marcarse un nivel de exigencia que permita vivir de forma intensa las experiencias de cada etapa de la vida.

Es importante la motivación diaria para ir salvando los escollos, creer que el objetivo final es posible y que será algo útil. La mejor forma de darse cuenta de estar haciendo lo correcto son los resultados. La PNL proporciona la capacidad para responder eficazmente a los estímulos respetando el modo de ver el mundo de los otros, y actuando libremente y con integridad de acuerdo con los propios valores.

Cualquier meta será satisfactoria si está en sintonía con los valores de la persona. Los valores, que son la base de nuestros actos, son siempre dinámicos, no se consiguen sino que

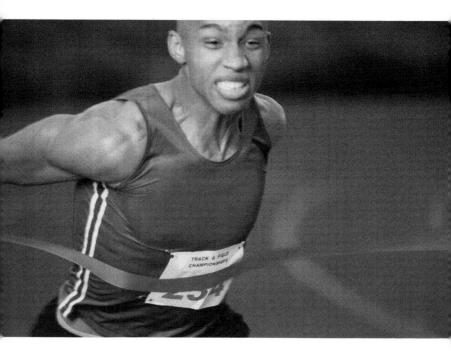

se viven. Las metas, por el contrario, son estaciones en las que los valores se hacen realidad.

Nuestros valores afectan a la congruencia de un objetivo, ya que son la base de nuestras creencias. Los adquirimos a partir de nuestras propias experiencias y del contacto que establecemos con la familia y los amigos. Se relacionan con nuestra identidad y constituyen los principios fundamentales de lo que vivimos. Los valores nos motivan y nos dirigen, son elegidos libremente, siendo conscientes de sus consecuencias. Ejemplos de valores son la alegría, el amor, la armonía, la belleza, la comunidad, el entusiasmo, la honradez, la independencia, la libertad, el orden, el prestigio, etc.

Los valores de la PNL

Robert Dilts ha hecho numerosas contribuciones a la PNL y propone una serie de valores en el área de las creencias y estrategias.

1. Utilidad: Ser pragmático y orientado a objetivos. Buscar hacer una diferencia. Mantener el foco en aplicaciones prácticas. Usar todos los recursos disponibles para alcanzar un objetivo. Pensar y actuar con un fin en la mente. Satisfacer necesidades de una manera orientada a metas que puedan ser verificables, descomponer en pasos prácticos y comprobables.

2. Integridad: "Hacer lo que decimos." Tener congruencia entre palabra y acción. Tener alineación entre nuestras creencias y valores y nuestro comportamiento. Actuar desde nuestros valores nucleares. Integrar todos nuestros aspectos de nuestro ser. Ser conscientes de nuestras creencias y procesos internos y comportarnos de maneras que sean congruentes con ellos. Ser honestos en nuestras acciones.

3. Respeto: Reconocer los límites personales. Reconocer la potencialidad que hay dentro de cada persona. Escuchar y dar espacio a las necesidades y expectativas del otro. Dar a todas las personas igual espacio y tiempo. Pedir permiso. Mantener una estima positiva incondicional para los otros. Reconocer las contribuciones únicas de cada persona.

4. Ecología: Trabajar siempre dentro de los resultados bien formulados de la otra persona. Responder a nuestras propias señales de congruencia. Estar orientados sistémicamente. Considerar las consecuencias de nuestras acciones. Respetar la intención positiva. Buscar resultados equilibrados. Buscar el punto medio de un balance saludable entre todos los sistemas. Considerar nuestro impacto sobre el sistema más grande.

5. Creatividad: Ser constructores libres de nuestras propias vidas. Desarrollar las equivocaciones bien-formadas. Estar abierto a posibilidades. No aceptar lo dado como dado. Encontrar nuevas preguntas. Construir nuevos modelos. Encontrar maneras nuevas para alcanzar una meta. Estimular a otros a expresar y compartir sus sueños interiores. Desafiar constantemente la manera en que hacemos las cosas y a innovar nuevas posibilidades.

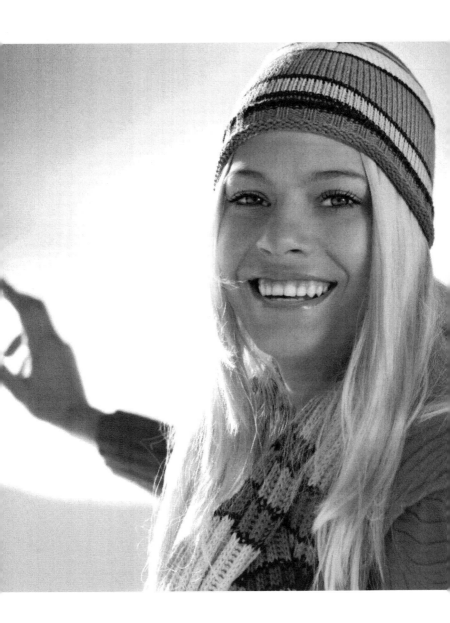

6. Amor universal: Usar la segunda posición con los demás (ponernos nosotros mismos en sus zapatos). Conectar mediante una profunda segunda posición a la fuente de energía dentro de los otros. Sentir y mostrar compasión por otros. Aceptar a los otros por lo que son. Ofrecer un espacio donde algo pueda cambiar. Valorarnos a nosotros mismos, y valorar a los demás como a nosotros mismos. "Ver" y reconocer lo mejor entre nosotros. Escoger invertir en el bienestar de otros.

7. Libertad: Tener elección. Agregar más opciones. Ser capaz de escoger. Permitir a otros hacer elecciones para sí mismos. Expresar nuestros pensamientos y sentimientos sin temor a la retribución. Reconocer el derecho de la gente a su propio desarrollo.

8. Diversidad: No temer la diferencia. Acoger el desafío de la diferencia. Ver lo valioso en todos los mapas del mundo. Reconocer, honrar y valorar las diferencias entre los otros. Aceptar estilos diferentes. Incluir perspectivas diferentes. Respetar las culturas diferentes.

9. Elegancia: Buscar la trayectoria más simple y más corta para un resultado. Buscar la belleza y simplicidad. Actuar con gracia. Seleccionar la trayectoria y las herramientas que nos permitan lograr más y con menos esfuerzo.

10. Profesionalismo: Trabajar con competencia, creatividad y alegría. Observar con precisión. Colocar estándares altos. Conocer nuestros límites. Modelar la excelencia. Ser congruente, claro y diestro en todo momento y en cualquier

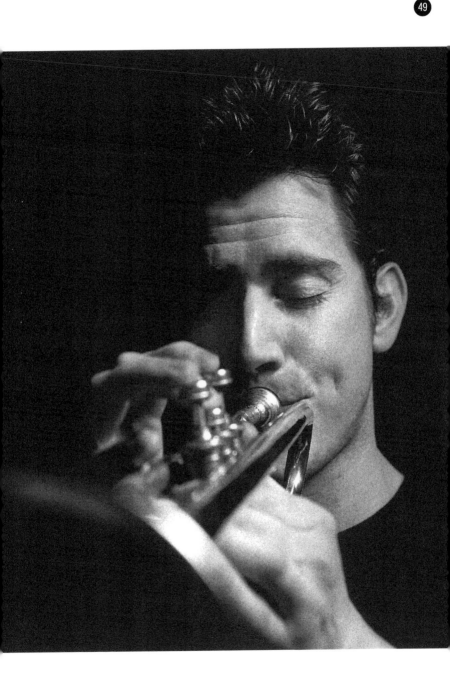

contexto en que seamos representantes de la PNL como una disciplina. Saber lo qué estamos haciendo, y hacer lo que sabemos. Ser capaz de demostrar todas las habilidades de PNL. Mantenerse aprendiendo.

11. Flexibilidad: Tener más posibilidades en el comportamiento. Tener más instrumentos para trabajar. Ser capaz de dejar salir nuestro último descubrimiento. Tener una gama de maneras para alcanzar una meta. Estar abierto a cambiar y adicionar influencias externas. Adaptarse a situaciones y a gente diferente. Ser capaz de ajustarse y adaptarse a sí mismo a situaciones inesperadas. Utilizar y reaccionar adecuadamente a la retroalimentación que recibimos.

La motivación que mueve el espíritu

La motivación es lo que mueve al individuo en una determinada dirección. Cuanto más fuerte sea el móvil, el motivo, más fuerte será la acción que provoque. Pero no todas las estrategias de motivación con PNL son buenas para todo el mundo. La motivación está siempre presente, aunque a veces no vaya en la misma dirección que los sueños de la persona.

Una persona encerrada en sí misma no halla ningún tipo de motivación. Por ello es importante aprender a dirigir las propias aptitudes de automotivación (que todo el mundo posee) en el camino correcto.

La mayor parte de las personas asigna emociones positivas a sus metas. El conflicto sucede cuando no se presta igual atención al camino que se recorre para alcanzarlas. Durante ese trayecto es importante sentirse motivado. Al trazar los objetivos, deben asignarse también altas dosis de emociones agradables al camino, de modo que recorrerlo sea tan satisfactorio como lograr la meta.

- Aquello que tanto se desea debe visualizarse. Si puede verse la meta, se mantiene la motivación y, cuando la energía disminuya, la sola visión de tener el objetivo a la vista incrementará el deseo a continuar.

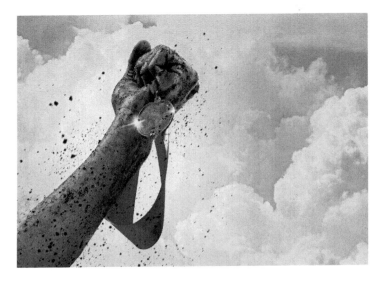

- La alimentación es la base de la salud. Cuando no nos alimentamos bien, surgen molestias y malestares que afectan negativamente a la hora de alcanzar los objetivos.

- Pequeños objetivos realistas son más fáciles de conseguir un gran objetivo ideal. Los imposibles, las quimeras, son más difíciles de alcanzar.

- Cuando falta la motivación es muy positivo ampliar la visión, ser capaz de ver más allá de la satisfacción personal.

- La meditación ayuda a profundizar en el inconsciente, lo que potencia la motivación. Mediante la hipnosis también se pueden modificar las creencias que nos limitan herederas del pasado, que nos impiden avanzar y crecer como personas. Gracias a la hipnosis se pueden crear nuevos pensamientos que propiciarán un nivel de motivación más alto.

Sentirse motivado depende de la persona y de los objetivos que se plantea. Si son lo suficientemente poderosos, se movilizarán una serie de recursos internos para conseguirlos.

Influir en la motivación

Formular de forma concreta las metas es difícil siempre. El mayor obstáculo en el que fallan los propósitos más atractivos es la acción. Hay dos tipos básicos de motivación, ambas tienen su justificación y pueden trabajar al mismo tiempo:

- **La huida:** La motivación más típica en estos casos es el dolor, una señal que nos indica que algo debe cambiarse. La mayoría de las personas empiezan a realizar cambios en su vida cuando algo se torna desagradable constantemente. Sin la reacción de huida, un organismo no podría sobrevivir al dolor. Pero la huida suele actuar siempre de forma no dirigida. Otro problema de la motivación de huida es que suele prestar más atención a lo que resulta desagradable. La motivación de huida tiene sentido porque su efecto más inmediato es ponernos en movimiento, aunque ello conlleve también problemas. Es un mecanismo biológico básico y la mayoría de las veces tiene mucha fuerza, además necesita muy poca acción consciente y funciona bastante rápido. Cada obstáculo y cada situación desagradable disparan una motivación de huida, pero sin una dirección concreta.

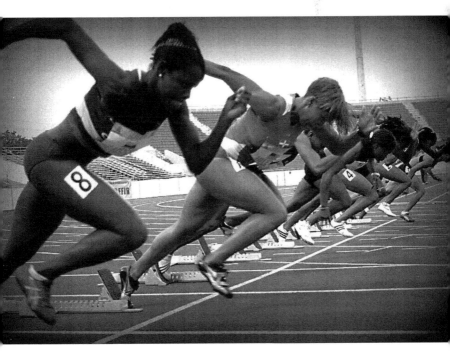

- **La motivación hacia la meta:** Las metas significan la realización de valores personales. Cuando la motivación conduce a un fin de manera poderosa, resulta muy difícil abandonar esa dirección, ya que supone un cierto grado de conciencia y previsión. Una motivación que lleva a una meta es mucho más eficaz que una motivación de huida. Tiene la ventaja de poner a la vista sólo la meta, pero el inconveniente de no poder reaccionar con suficiente flexibilidad ante los imprevistos.

Chunking: Definir una meta y dividirla en pequeñas partes

Una vez definido un objetivo puede dividirse en pequeños fragmentos para que sea más fácil alcanzarlo. El *chunking*, o acción de trocear, es el nombre que se le da en PNL al proceso de trocear la información en niveles lógicos más generales o más específicos con el fin de desarrollar una comunicación más precisa que pueda ajustarse mejor a la estructura subjetiva del interlocutor.

El enfoque para la resolución de conflictos de la PNL debe identificar en primer término cuál es el conflicto y entonces, fragmentarlo para llegar a un consenso que respete las intenciones positivas que se encuentran en el nivel de pensamiento más alto.

Hay una intención positiva que motiva cada comportamiento y un contexto en el que cada comportamiento tiene un

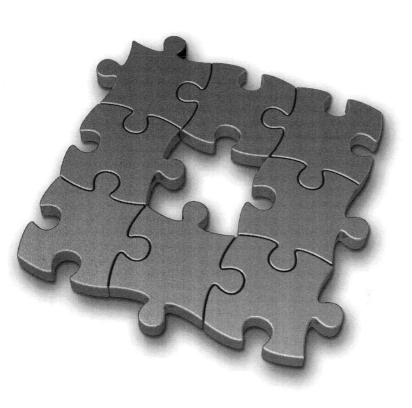

valor. Cuando las intenciones positivas son reconocidas como tales y se llega a un acuerdo en un nivel superior, se puede seguir adelante en el proceso.

Por ejemplo, el caso de una pareja joven en la que ella quiere tener hijos pero él no. Sus posiciones se oponen, pero cuando fragmentamos hacia arriba el pensamiento encontramos que ella está buscando una gama de experiencias para compartir con él, mientras que él está intentando sacar el máximo partido de su actual momento de relación. Esto es, el conflicto ya no se halla en completa oposición.

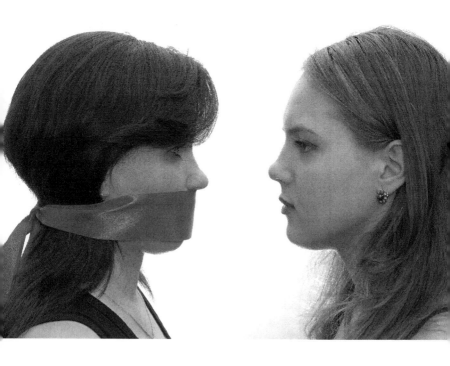

El metamodelo del lenguaje

El modelo del lenguaje nos ofrece un conjunto de preguntas que permiten recuperar la información desde la estructura profunda del lenguaje, ya que toda comunicación humana tiende a ser ambigua.

A partir de las palabras de un interlocutor se pueden hacer una serie de preguntas que nos permiten conocer la experiencia del otro a través de sus filtros mentales. Su objetivo es aclarar significados, identificar limitaciones y encontrar opciones. Al explorar la experiencia profunda del otro se obtiene una mayor comprensión del modelo del mundo.

Este modelo, ideado por Grinder y Bandler, permitía que, al moverse desde la estructura profunda a la superficial, se pudieran conocer las experiencias que permanecen en el inconsciente. Estos investigadores identificaron doce patrones con sus correspondientes preguntas.

Este metamodelo del lenguaje permite conocer el modelo del mundo de la persona y acceder así de manera directa a la información que se trata de obtener. Si una persona presta atención a su diálogo interno, a las conversaciones que mantiene a menudo consigo mismo, descubre que muy a menudo sólo hace que darle vueltas a la misma idea. Es importante emplear el metamodelo del lenguaje para hablar con otros, pero también puede utilizarse en nuestro diálogo interno para detectar fallos de razonamiento o incoherencias. Cuando prestamos atención a este diálogo interno que mantiene la persona consigo misma, se percibe que a diario llegamos a multitud de conclusiones fraudulentas que nos ocasionan pequeños traumas emocionales y que con el trabajo diario del metalenguaje pueden llegar a ahorrarse.

El metalenguaje aporta:

- Un conjunto de técnicas interrogativas, basadas en la comunicación verbal del interlocutor, consiguiendo con ellas una rápida y mejor comprensión del mensaje.

- Capacidad y estrategias verbales para acceder a la estructura profunda de la persona a fin de identificar su mapa del mundo y que nos lo revele lo máximo posible.

Gracias a este modelo resulta mucho más fácil adentrarse en el universo de alguien. En la vida real, no obstante, resulta mucho más difícil penetrar en el mundo interior de "el otro".

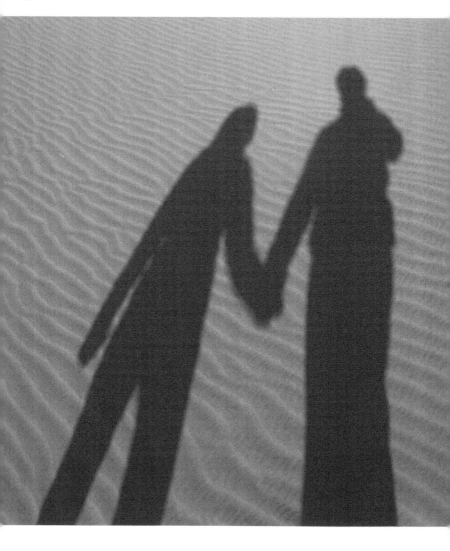

Modelos del metalenguaje

A) GENERALIZACIONES

- **Cuantificador Universal:** Palabras que indican la extensión a la que se refieren las generalizaciones. Expresiones que incluyen toda una gama de experiencias en un mismo significado. Por ejemplo: "Todos los hombres son unos machistas".

- **Operador Modal:** Palabras como "puedo", "no debo", "tengo que", que constituyen limitaciones acerca de personas o situaciones. Por ejemplo: "No puedo decírselo".

- **Pérdida de concreción:** Afirmaciones que dan por supuesto algo que no se especifica. Por ejemplo: "Tendrías que hacerlo de otro modo".

B) ELIMINACIONES

- **Omisión simple:** Parte del material ha sido eliminado de la frase. Por ejemplo: "No podría hacerlo".

- **Falta de índice referencial:** Se hace referencia a una persona, lugar o cosa sin especificarla concretamente. Por ejemplo: "Deberías hacer algo por ella".

- **Omisión de comparación:** Referencia no explícita en la estructura superficial. Se realizan comparaciones sin referencia utilizando mejor/peor, difícil /fácil, bueno/malo, más/menos, etc.

- **Verbos inespecíficos:** Se utilizan verbos que no clarifican el significado real de la frase.

C) DISTORSIONES

- **Nominalización:** Sustitución nominal de un verbo que se utiliza cuando en realidad se hace referencia a una actividad en proceso.

- **Modelo casual:** Afirmaciones que unen dos o varias situaciones de causa-efecto.

- **Lectura mental:** Expresiones que denotan que el hablante desentraña pensamientos y estados internos de otras personas.

- **Equivalencia compleja:** Cuando dos experiencias diferentes y que no tienen relación se unen para establecer una relación. Por ejemplo: "Cuanto más le demuestro mi amor, más me hace sufrir".

- **Presuposiciones:** Afirmaciones que basan su consistencia en un supuesto previo.

Ponerse en lugar del otro

En PNL se conoce como adoptar la segunda posición. Aquellos que tiene la habilidad de poder ver, oír y sentir como lo estaría haciendo nuestro interlocutor tienen mucha mayor predisposición para generar empatía. Una persona que vive en segunda posición, se olvida de sí misma. Es el ejemplo de la madre que se desvive por sus hijos.

Lo cierto es que si pudiéramos ponernos por momentos en el lugar del otro, sabríamos en qué grado le está afectando lo que le decimos. La mayoría de las negociaciones que fracasan se deben a que ninguno se puso en el lugar del otro, sino que solo quiso cuidar sus propios intereses.

Un ejercicio para aumentar la confianza

En PNL existen numerosos ejercicios pensados para que la persona sea más flexible, tenga más recursos y mayor seguridad y autoestima.

- Piense en algo que considere una posibilidad, un nuevo aprendizaje por realizar, un nuevo idioma o un nuevo deporte en el que iniciarse.

- Visualice su imagen y asóciele a un sentimiento. Ahora, modifique la imagen de manera que se torne más grande y el sentimiento sea más fuerte.

- Deje a un lado esa imagen y ese sentimiento imposibles en estos momentos. Ahora piense en algo que se pueda desarrollar con total certeza, algo de lo que esté realmente convencido.

- Forme otra imagen con esa nueva certeza y asóciela de nuevo a un sentimiento. ¿Dónde está ubicada? ¿Está formada por una serie de imágenes o es una foto fija? ¿Es brillante, qué colores pueden verse?

- Se establecerá un diálogo entre la imagen y el individuo. Preste entonces atención a las sensaciones asociadas.

- Compare ambas imágenes, la real y la posible, analice con detalle cada una de sus partes, compare y establezca las diferencias entre las submodalidades de ambas imágenes.

- Una vez hecho esto, modifique la imagen posible de manera que sea idéntica en cualidades a la imagen cierta: ubíquela en la misma posición, ajuste sus cualidades visuales, su color, su brillo, su posición, su tamaño...

De esta manera se pueden ir remodelando las viejas creencias e instalando las nuevas para que todas ellas constituyan recursos válidos para alcanzar nuevos objetivos.

Respeto por uno mismo

La autoestima se sostiene por la confianza y el respeto por uno mismo. Cuando esto sucede, la persona se siente más valiosa y se vive con total integridad, mejora la autoestima y es más fácil alcanzar el éxito en todo aquello que la persona se proponga.

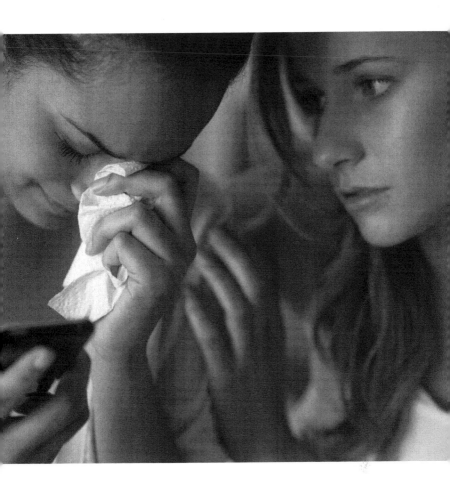

Respetarse significa tener una actitud positiva y reafirmar en cada momento la valía personal, así como los pensamientos, los deseos y las necesidades. Al respetarse, se siente un derecho innato a la alegría y la satisfacción.

Si uno se respeta a sí mismo, los demás también aprenden a respetarlo. He aquí algunas ideas para llegar a tales propósitos.

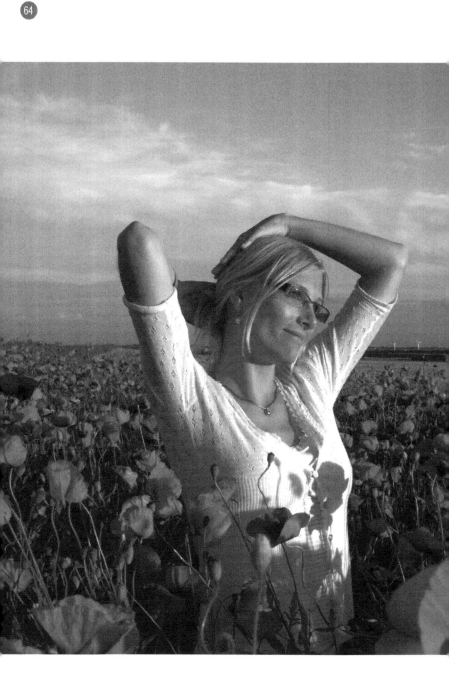

- **Valorar las propias ideas:** La opinión de uno debe tener igual validez que la de cualquier otro, tan sólo hay que tratar de no ser desconsiderado con los demás.

- **Valorar las decisiones correctas que se hayan tomado:** A lo largo de la vida una persona toma decisiones correctas, éxitos que hay que saber valorar en su justa medida. Pero no hay que olvidar que los errores también forman parte de la vida, y que son un alimento para el aprendizaje. Cualquiera debe darse una oportunidad para equivocarse de vez en cuando, ya que gracias a los errores también se consiguen los éxitos.

- **Enfocarse en las cualidades positivas:** Aquello que centra la atención de una persona tiende a hacerse más grande. Es importante fijar las cualidades y los éxitos para ver cómo se multiplican.

- **Nadie es más valioso que otro:** Ni los títulos ni la posición social o económica hacen a nadie más valioso que otro. Es cierto que cada persona es diferente según sus circunstancias, pero ello no significa que uno sea mejor que otro. Los méritos o cualidades de los demás no los hacen más valiosos o más dignos de respeto.

- **Buscar la propia aprobación:** Nadie debería cambiar su forma de ser para ganar el aprecio de los otros. Es necesario comprender que no es posible ni necesario agradar a todo el mundo. La aprobación de los demás no es necesaria, la persona debe buscar tan sólo la propia aprobación. Sólo hay que buscar la aprobación en el interior de cada uno.

- **No compararse con nadie:** La comparaciones llevan a la infelicidad o a crear una falsa sensación de superioridad. Cada persona posee sus propias fortalezas y sus propias debilidades, sus talentos, sus destrezas y sus errores. Cada persona es única y no tiene sentido compararla con nadie.

- **El valor de la persona:** El valor de una persona no depende ni de su habilidad ni de su inteligencia ni siquiera de su posición económica. Cada persona es valiosa por el solo hecho de existir.

Las personas que generan una gran dosis de autoconfianza suelen sufrir menos conflictos internos, toman decisiones de forma rápida y clara y no pierden fácilmente el equilibrio ante las críticas de los demás. Cuando se dispone de suficiente autoestima y sentimiento de valía personal, puede construirse la autoconfianza y la seguridad en uno mismo. Caso de no existir, la seguridad tanto hacia el interior de uno mismo como hacia el exterior se reduce a niveles muy bajos o se torna falsa, arrogante y antipática.

Quien puede confiar en sí mismo, está satisfecho con su vida y es feliz, le sonríe el éxito y en el horizonte se vislumbran más fácilmente las metas personales. Quien no confía en sí mismo no puede estar seguro de sus decisiones no de su camino que a menudo se ve obstruido por uno mismo.

Qué puede destruir
la autoconfianza

Gracias a la PNL se pueden modificar los sonidos, sensaciones e imágenes nocivas de nuestro pensamiento. En cada persona brota la semilla de la salud o de la enfermedad, de-

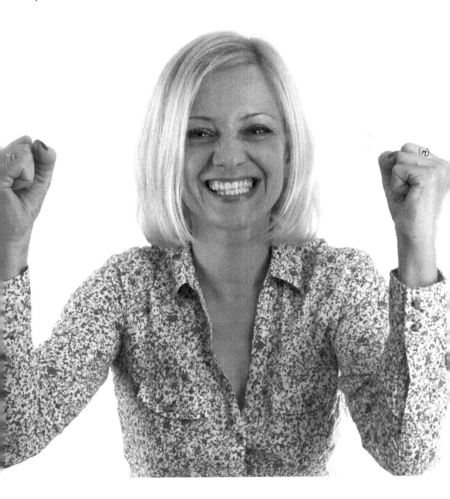

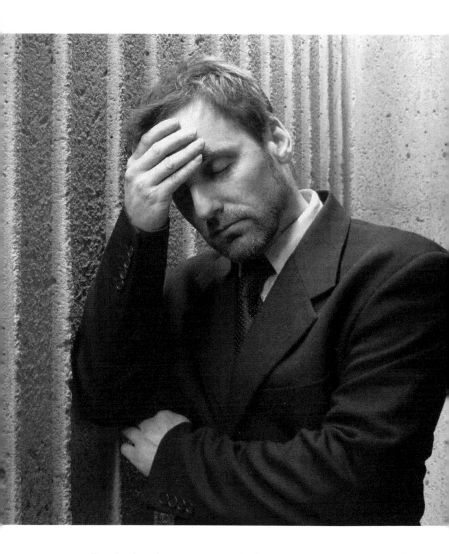

pendiendo de cómo sean esas imágenes que pasan una y otra vez por nuestro pensamiento.

La PNL nos permite ordenar los componentes de nuestro pensamiento y organizar nuestra experiencia de tal forma que, a través de los procesos neurológicos, logremos reducir los comportamientos adecuados a las metas que pretendemos alcanzar en búsqueda de una mayor armonía y bienestar en nuestra vida.

Al modificar la materia prima de nuestros pensamientos, podemos modificar los estados previos al comportamiento posterior, y de esta manera podemos sentirnos mejor y actuar de una forma más congruente con lo que queremos.

Si una imagen es recurrente y negativa debemos observarla con detenimiento para captar sus detalles. ¿Cómo es la imagen? ¿Está lejos o está cerca? ¿Es en color o en blanco y negro? Tome entonces esa imagen y reduzca su tamaño, bájele el brillo y quítele el movimiento, como si fuera a congelarla. Después, haga de esa imagen una bola de papel y envíela mentalmente al espacio exterior, de manera que desaparezca para siempre de los confines de nuestra galaxia mental.

"No hago nada bien", "Soy un/a inútil", "No soy capaz de hacer eso", son frases que las personas formulan constantemente y que muchas veces acaban creyendo. Cuando se cae en tal situación, se está limitando la capacidad de actuar. Quien cree que es un fracasado, apenas se atreverá nunca con las tareas más exigentes.

Estas actitudes son debidas en muchas ocasiones a crisis del pasado que no están del todo superadas y que siguen latentes en el subconsciente. La conciencia no suele reconocer estos conflictos pero los percibe a través de sentimientos indeterminados como la vergüenza, la culpa o la duda, que son factores que oprimen la autoestima.

En otras ocasiones se puede deber a la nula colaboración entre las diferentes subpersonalidades. Personas con poca o nula autoestima deben esta situación a una descoordinación de sus recursos útiles conscientes.

Las personas con baja o nula autoestima suelen no haber tenido suficientes experiencias y ejercicios en el arte de tratarse a sí misma como valiosas.

Las modalidades de la PNL

Las modalidades o sistemas de representación de la PNL son tres:

- Visual
- Auditiva
- Cinestésica o relativa a las sensaciones

Cada modalidad tiene distintas submodalidades, por ejemplo:

- La modalidad visual tiene las siguientes submodalidades: Tamaño de la imagen, si es nítida o borrosa, colores predominantes, posición dentro del campo visual, si está estática o en movimiento.
- La modalidad auditiva tiene las siguientes submodalidades: Sonidos fuertes o suaves, lugar espacial de procedencia del sonido, ¿hay voces?, ¿de quién es esa voz?, características de la voz.
- La modalidad cinestésica tiene las siguientes submodalidades: Sensaciones corporales, tacto (áspero, suave), sabores, tensión muscular, patrón respiratorio, presión, vibración.

Cambiar una autoafirmación

La mayoría de afirmaciones que nos limitan son una fuente de inseguridad e insatisfacción permanente. Por ello es recomendable el trabajo neurolingüístico para deshacer de ellas.

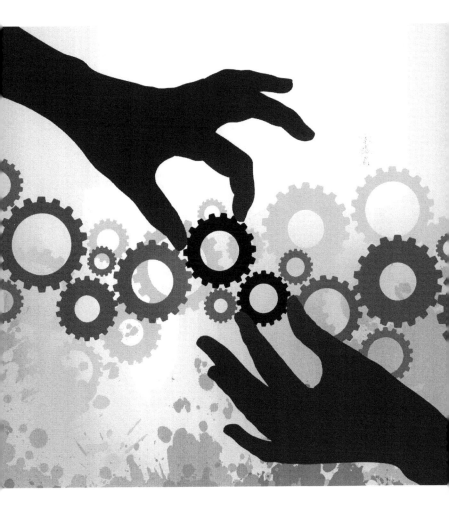

Las técnicas de PNL pueden provocar efectos globales muy intensos, pero no por ello hemos de pensar que son peligrosos, ya que no dan la vuelta a la creencia, sino que anulan la generalización de una convicción.

Lo primero que se debe hace es comprobar cómo afecta una de estas afirmaciones que suele decir de manera inconsciente ("Soy idiota", "No valgo para nada", etc.) sobre sus sentimientos. Una vez identificada, conviene darle una formulación

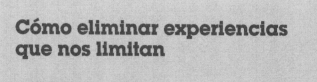

Cómo eliminar experiencias que nos limitan

Para eliminar experiencias del pasado que nos limitan y que generan poca o nula confianza en uno mismo deben seguirse los siguientes pasos:

- Formular y verificar cuáles son esas creencias que nos limitan, del tipo: "Soy un inútil", "No sirvo para nada", etc. ¿Qué sentimientos despiertan al enunciarlas en voz alta?

- Anclar un estado fuerte de recursos.

- Intentar cambiar la forma de hablar y eliminar de nuestro vocabulario ese tipo de frases.

- ¿Qué sentimientos despierta ahora hablar normalmente de las creencias que nos limitan?

característica. Posiblemente se trate de una frase que proviene del ámbito familiar, dicha ya por los padres o los abuelos en casa. Conviene saber a qué sentimientos negativos se asocia tal frase.

El segundo paso es localizar un estado de recursos fuertes para anclarlo. Busque una situación positiva en su vida, y asóciela como algo suyo vital. Cuando crezcan los sentimientos positivos, mire de anclar ese estado de recursos.

Tras cambiar la manera en que se enuncian las creencias que nos limitan debe comprobarse el cambio. Para ello se debe repetir la frase y ver qué sentimientos despierta ahora el enunciar la creencia limitante. La frase, en este momento, ha dejado de ser una creencia y ya ha perdido toda su fuerza.

Esta técnica modifica determinadas submodalidades de un estado sentimental negativo, en especial las submodalidades auditivas. Con ello se consigue disolver la conexión fija entre un disparador auditivo y un sentimiento negativo que esté en relación con la imagen de uno mismo.

3. La gestión emocional

Resulta muy útil saber gestionar los procesos emocionales con el fin de evitar padecimientos que nos impidan disfrutar de la vida. Gracias a la PNL se puede encontrar, en la mayoría de los casos, el origen o la causa de un problema emocional. Cada experiencia, por dolorosa o amarga que sea, aporta una valiosa información que es importante saber aprovechar y no esconderla, ya que de este modo no haríamos otra cosa que postergar problemas que quedarían de forma latente y luego aparecerían de manera más compleja.

Para desactivar las emociones que provocan un padecimiento el paso fundamental es reconocerlas como tales. No es un proceso fácil para muchas personas ya que nuestros mecanismos de defensa tienden a alejarnos de un estado de padecimiento. Al ignorar una emoción, la estamos reprimiendo, por lo que nuestro cuerpo se convierte en caldo de cultivo para todo tipo de enfermedades psicosomáticas que no son otra cosa que un toque de atención del cuerpo para que seamos capaces de reconocer nuestras emociones.

Es importante saber qué sucede en nuestra mente cuando nos embarga una emoción, cómo se estructuran los pensamientos y qué tipo de imágenes subyacen. La PNL explora la conexión entre los pensamientos, las emociones y la postura corporal en cada experiencia de manera que el individuo sea capaz de concienciarse de esa relación y sea capaz, por ejemplo, de asociar una emoción con un trastorno menor, como un dolor de cabeza.

Una vez realizado este proceso, su simple toma de conciencia, le servirá para realizar un cambio en sus hábitos, de modo que será capaz de desprogramarse de las emociones negativas y potenciará las positivas. Al desactivar una emoción que causa un trastorno, se pueden vivir relaciones plenas en armonía, ampliando los horizontes personales que nos harán disfrutar más de la vida. Cuando se eliminan los obstáculos y las barreras, las emociones positivas se viven con mayor intensidad.

Superar los miedos

La PNL ayuda a entender los mecanismos de la mente de cara a poder superar los miedos. Hay muchas personas que creen sentir fobias por ciertos aspectos de la vida, lo que les hace vivir en un estado de ansiedad permanente. Estas fobias son el resultado de una situación de estímulo-respuesta.

Cuando los mecanismos de la mente ocasionan cambios internos que llevan a ese estado de padecimiento es que ha llegado la hora de trabajar a un nivel más profundo para encontrar la solución al problema.

Hay personas que desarrollan una fobia basada en las imágenes que se forjan en su mente, imágenes en algunos casos que no se corresponden con las vivencias actuales de la persona y que son fruto de distorsiones provocadas por los mecanismos mentales. En estos casos, el procedimiento fundamental es cambiar esa imagen por otra que sea motivo de felicidad o que traslade una cierta idea de bienestar.

Pero, ¿se puede eliminar el miedo tan sólo transformando esa imagen? La respuesta será siempre afirmativa en los casos

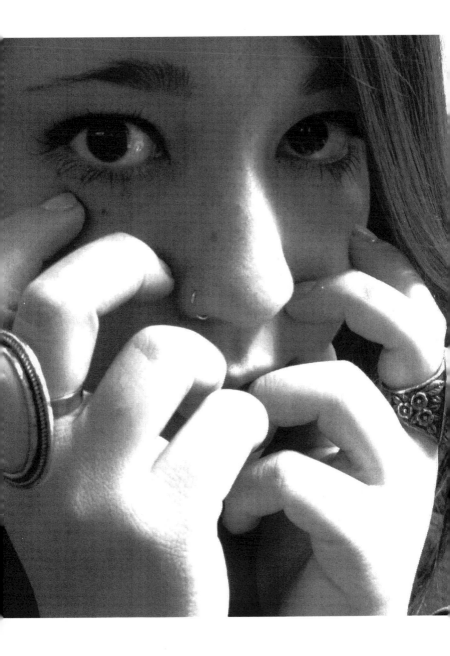

en los que la persona consiga entender aquello que tanto le cuesta superar. La ansiedad provocada por los miedos personales nos demuestra lo fácil que resulta aprender a resultas de un ataque de pánico. Cuando la persona comprende que su mente es permeable al aprendizaje, puede desarrollar mecanismos que le ayuden a superar sus miedos. En cualquier caso, y para llegar a un cambio de cromos, para transformar lo negativo en positivo, hay que partir del reconocimiento de lo que está sucediendo, de la situación actual que nos angustia.

Los miedos impregnan nuestras vidas: miedo al dolor, miedo al fracaso, miedo a hablar en público, miedo a la

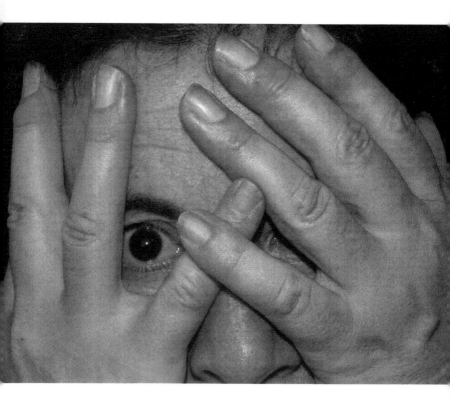

muerte... La mayoría de las personas ignora que se puede afrontar los miedos que nos limitan si hacemos algo para liberarnos de ellos y desarrollamos la suficiente autoconfianza en la capacidad de hacer frente a las situaciones que tememos.

- Si siente miedo de algo es la evidencia de algo que no ha pasado, no hay que preocuparse de lo que todavía no ha pasado.

- La gente que está pendiente de las tragedias humanas en cualquier ámbito, se vuelven pesimistas.

- Muchas personas tienen tendencia a comunicarse con personas negativas, es mejor alejarse ellas y evitarlas en lo posible.

- Evitar la crítica de un amigo, de un familiar, ello genera emociones negativas y provoca daño a sí mismo.

- Otra forma de tener miedo es preocuparse y especialmente preocuparse por el dinero.

- La preocupación es una emoción negativa sobre algo que puede ocurrir en el futuro y esto produce más miedo en nosotros.

- El miedo a fallar, a no tener éxito, es muy dañino y peligroso.

- No hay que preocuparse por lo que digan los demás o por las críticas de los otros.

Vencer el miedo escénico

El miedo a hablar en público afecta a todo tipo de personas. Se trata de un miedo que deriva de las creencias limitantes originadas en nuestra niñez y alimentadas por diversas circunstancias a lo largo de la vida.

La autoestima y la seguridad que una persona tiene en sí misma se ve reflejada en nuestra manera de comunicarnos con los demás. Si predominan pensamientos del tipo "no valgo para esto" "me voy a poner nervioso ante la gente" "voy a tartamudear ante el micrófono" significa que la valoración que uno tiene de sí mismo es escasa. Hay que definir estas creencias que nos limitan y bloquean. Por el contrario, analizar cuáles son nuestras habilidades y ver cómo podemos potenciarlas. Es la propia persona la que se limita y se cierra en banda.

- Definir cuál es el miedo o fobia que nos está atenazando. En este caso, es el miedo a hablar en público.

- A continuación, imaginar que se entra en un cine imaginario y nos sentamos en primera fila, en el centro de la sala.

- Instalarse de manera cómoda y tratar de verse en la pantalla a sí mismo. De esta manera el proceso se disociará y se conseguirá separar la experiencia que nos provoca el temor de nuestra propia vida.

- Experimentar viéndose a sí mismo como una persona que en pantalla tiene miedo a hablar en público.

- Congelar la imagen que se proyecta en color y trasladarla al blanco y negro, como si de una diapositiva antigua se tratase.

- Salir de la imagen fija y repetir este proceso varias veces, hasta que se perciba que el miedo ya no está presente.

- Imaginar que nos solicitan hablar en público y comprobar si persiste el miedo.

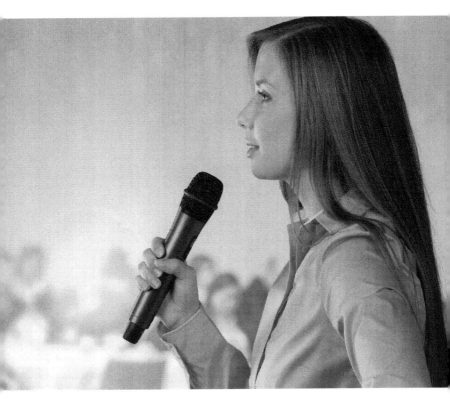

Un cuento que ejemplifica la superación del miedo

Un monje zen se presentó ante su maestro y le dijo:

– Maestro, siempre tengo miedo, ¿cómo puedo superarlo?

El Maestro le contestó:

– Tienes algo muy extraño, enséñamelo.

Ahora no puedo, pero se lo mostraré –dijo el alumno.

–¿Cuándo me lo podrás enseñar? –le preguntó el Maestro.

–No lo sé, aparece de improviso –replicó el alumno.

–Entonces –dijo el Maestro– no debe existir ni debe ser tu verdadera naturaleza. Cuando naciste no lo tenías y tampoco existía. Solo tú lo has creado, solo tú lo harás desaparecer. Piensa profundamente en ello.

Armonizar los estados anímicos según la postura

La autoconfianza también se puede mostrar corporalmente. Mediante cambios en la actitud corporal no sólo podrá mostrar seguridad en sí mismo, sino también mejorar la actitud.

En las entrevistas de trabajo, por ejemplo, las actitudes posturales dicen mucho al entrevistador sobre la persona que opta a una vacante laboral. Las posturas corporales despiertan determinados recuerdos anímicos, fortaleciendo en ocasiones los sentimientos negativos: una mala experiencia laboral anterior, desconfianza ante anteriores promesas incumplidas, etc. Los modelos de sentimientos infundidos en las posturas suelen encontrarse en los niveles más profundos del subconsciente, y por tanto son más inaccesibles.

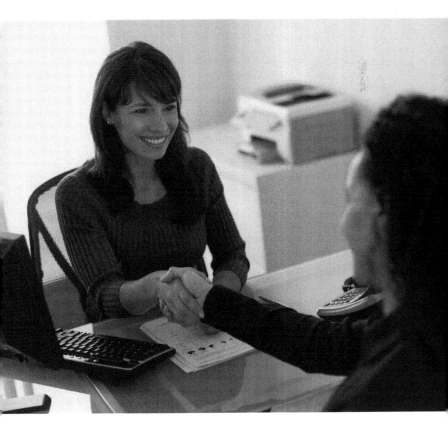

- Para conseguir una postura positiva lo principal es llegar a un cierto estado de relajación, levantar un tanto la barbilla y echar los hombros hacia atrás. Respirar profundamente unas cuantas veces.

- A continuación, visualizar el estado anímico asociado. Construir una imagen mental del estado anímico que aparece junto a un momento de poca autoconfianza. Introducirse en esa situación tratando de averiguar qué está pasando en ese momento.

- Adoptar la postura adecuada a ese sentimiento. Deje que su cuerpo se mueva libremente. Cuando los sentimientos asociados son desagradables, el cuerpo tiende a empequeñecerse, a infravalorarse a infravalorarse, protegiéndose así del entorno y de los demás.

- Modificar paso a paso la postura hacia otra más positiva. Observe cuándo cambian sus sentimientos y de qué manera lo hacen.

- Ejercer los cambios de postura y automatizarlos. Repetir los pasos anteriores, desde el momento en que se visualiza el sentimiento negativo y se cambia por uno positivo hasta la nueva postura que adopta el cuerpo. De esta manera, muchas personas logran redescubrir el contacto consciente con su propio cuerpo.

El *reframing* o reencuadre

El *reframing* o reencuadre permite modificar la forma de ver el mundo y así eliminar los enlaces disfuncionales del sistema nervioso. Gracias a esta técnica, se puede cambiar el comportamiento de las personas y actuar directamente sobre su sistema de valores, creencias y estrategias.

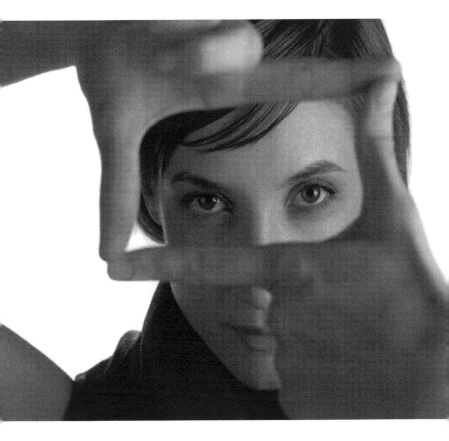

Construya un reencuadre

Hay muchísimas formas para hacer un *reframe* o reencuadre de las cosas. Se puede hacer el reencuadre de acuerdo a la hora, lugar, situación, intención de la conducta versus la conducta misma, etc. El *reframing* funciona por la fuerza del hecho que el mapa no es el territorio. Haga el siguiente ejercicio para ver el poder del *reframe*.

- Identifique la conducta/creencia/etc., a la que quiera hacerse un *reframe*.
- Pregúntese: "¿Qué es más útil / importante / forma benéfica de ver / entender / pensar sobre esto?"
- Haga el *reframe*, y perciba la respuesta que se obtiene.
- Generalmente es mejor utilizar varios *reframes* para fortalecer la nueva forma de pensar.
- Repita el proceso tanto como sea necesario.

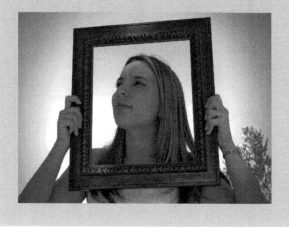

El *reframing* permite que una situación adversa pueda convertirse en una situación positiva, invirtiendo el enlace del sistema nervioso que lleva del polo negativo a positivo, y permite a la persona verificar los datos que sustentan su pensamiento con el fin de cambiarlos de mentira a verdad. Su actuación en la mente permite regular el punto de vista inicial y cambiar su dirección.

Las personas no perciben las cosas tal como son, sino en base a cálculos y conjeturas que les hacen parecer verdad datos que son falsos. La consecuencia es que estas señales impulsan la energía de las emociones y provocan un desequilibrio.

Al seleccionar experiencias que parecen negativas y percibirlas desde otra perspectiva sensorial visual o auditiva, se generan respuestas positivas en las sensaciones, los sentimientos y las emociones.

Los errores son necesarios para el aprendizaje, sin embargo es necesario que los errores no se repitan para que la persona pueda perfeccionarse constantemente. El cambio de punto de vista le permitirá perfeccionarse en todas las áreas de la vida, la persona no cambiará su perspectiva sino que pasará desde un punto de vista de bloqueo a otro punto de vista más edificante. El significado de cualquier acontecimiento depende de la percepción del que observa o escucha una señal. Al cambiar esta percepción, cambia también el significado de la señal, se modifican las conexiones del sistema nervioso y cambian por tanto las emociones y el comportamiento.

Cambiar las costumbres

"La mente subconsciente no puede discutir o armar polémica. Por lo tanto, si ha aceptado sugerencias equivocadas, el método seguro de superarlas está en el uso de una sugerencia contraria fuerte, repetida con frecuencia, que la mente debe aceptar, así eventualmente se forman hábitos nuevos y sanos de pensamiento y vida, porque la mente subconsciente es la sede del Hábito. Lo que hacemos repetidamente llega a ser

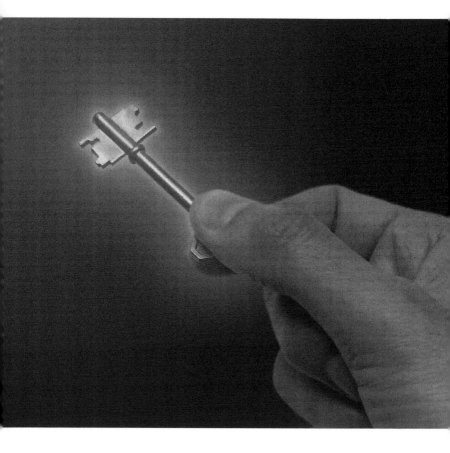

mecánico; no es más que una decisión, pero deja marcas profundas en la mente subconsciente. Esto nos favorece si el hábito es sano y correcto. Si es perjudicial, y equivocado, el remedio es reconocer la omnipotencia de la mente subconsciente y sugerir la liberación verdadera. El subconsciente es creador, por lo que nuestra fuente divina creará inmediatamente la liberación sugerida."

Charles Haanel

Las costumbres son aquellas situaciones sobre las que no tenemos que volver a pensar, se generan de manera automática y nos evitan tener que hacer esfuerzos conscientes. Generar costumbres es una efectiva estrategia del subconsciente para no tener que trabajar mentalmente en una situación.

Cuando repetimos una acción durante un período más o menos largo, se acaba creando un hábito. Si una persona decide romper con una costumbre se necesita de fuerza voluntad, ya que la mente y el cuerpo intentarán resistirse al cambio. Para crear un nuevo hábito se precisan de tres ingredientes fundamentales:

* Motivación y decisión para cambiar de forma consciente. Se puede escribir lo que se desea en un papel y sellar un trato consigo mismo. No sirve de nada tratar de cambiar si se hace por obligación, debe existir la voluntad de cambiar las cosas.

* Marcarse un plazo de tiempo. Siempre es mucho más sencillo y fácil marcarse plazos cortos que pueden permitir ver los resultados rápidamente y poder así analizar si el nuevo hábito es positivo o no.

- Perseverar, perseverar, perseverar. No vale aplazar decisiones para el día siguiente, hay que ser constante para poder cambiar y avanzar. Es importante, en este proceso, recordar las motivaciones que nos han llevado a esta situación.

Las costumbres no pueden vivirse como un conflicto interior

Cuando se padece alguna costumbre que se considera negativa, se está viviendo un conflicto interior. La salida a tal dilema se halla en el modelo de subpersonalidades. Cada subpersonalidad es un proceso en sí mismo y su intención es casi siempre positiva. Sucede en un conflicto interior que dos personalidades no alcanzan a comunicarse de forma efectiva, por lo que el objetivo de abandonar una costumbre puede intentar alcanzarse con medios antagónicos.

Un comportamiento determinado no es nunca la única posibilidad que tiene una subpersonalidad para alcanzar una meta. Hay un gran número de posibilidades entre las que debe haber siempre una buena comunicación.

- El primer paso siempre es determinar la meta, definirla con claridad y ser consciente de que, para abandonar un hábito, se ha de analizar qué nos aporta. Aunque se puede pensar erróneamente que su aporte a nuestra personalidad es nulo. Sin embargo, esto no es del todo cierto, ya que, si ese hábito no hubiera tenido componentes positivos, el individuo no se hubiera habituado a él.

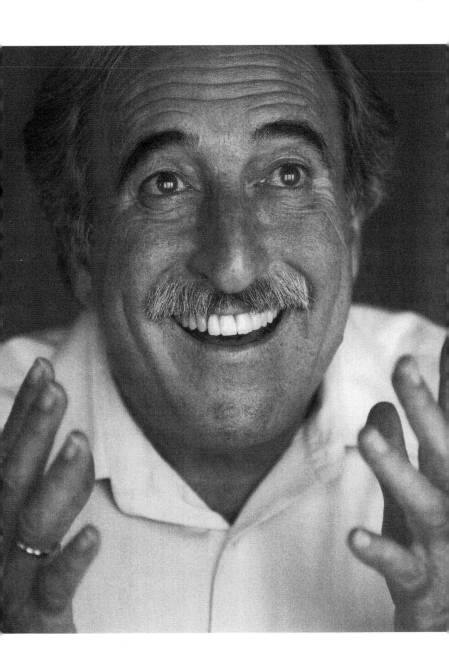

- Una vez establecida la meta, quedan configuradas las subpersonalidades que entran en conflicto, siendo una de ellas la vieja costumbre que se desea cambiar y la otra el comportamientos por el cual quiere ser sustituida. Como ocurre con la educación de los niños, la prohibición y el castigo no funcionan especialmente bien, lo mismo sucede en el trato con uno mismo.

- Cada subpersonalidad debe ser anclada y posteriormente se deben lanzar preguntas buscando una intención positiva. Ambas subpersonalidades deben colaborar, proporcionándoles unas condiciones adecuadas.

- Relájese y cierre los ojos, de manera que pueda consolidarse el ancla cinestésica. Las manos se van uniendo poco a poco, símbolo de la unión de ambas subpersonalidades. En ese momento debe surgir una liberación, un alivio e incluso un halo de felicidad, símbolo inequívoco de que el ejercicio ha tenido éxito.

- Tanto si existe ese sentimiento de liberación como si no, debe pensarse en la vieja costumbre de la que se quiere liberar. Piense en ella detenidamente, vea cómo aparece ahora y sienta si puede vivir sin esa vieja costumbre.

Generar hábitos también puede ser positivo

Construir hábitos es una de las acciones más provechosas que podemos hacer. Cuando lo hacemos es muy sencillo lograr nuestros objetivos porque los realizamos automáticamente. Cuando le enseñamos a la mente hábitos de éxito, las cosas pueden funcionar mucho mejor en nuestro entorno.

La gente piensa que las cosas que funcionan bien nos deben costar trabajo, pero existen herramientas que nos ayudan a instalar nuevos patrones de comportamiento con facilidad. A esto le llamamos "programación" o "instalación" y la gente que tiene éxito consistentemente lo sabe y lo aprovecha construyendo hábitos que los llevan al éxito.

Para poder generar nuevos hábitos con facilidad es necesario reconocer algunos puntos importantes:

- Toda persona tiene hábitos que se repiten constantemente.
- Cualquiera puede ser un experto en ejecutar esos hábitos.
- Cada hábito se ejecuta automáticamente y la mayoría de las veces se hace sin pensar.
- Ahora es necesario generar hábitos que nos empujen hacia delante en lugar de detenernos.

Lo mejor que podemos hacer para grabar un nuevo patrón de conducta en nuestro cerebro es impregnarle buenas emociones muy intensas a la experiencia. En nuestra vida recordamos mejor las experiencias que tuvieron sensaciones intensas, así que mientras más se disfrute el proceso de repetir un nuevo hábito, más rápido quedará grabado en la mente.

En PNL existen herramientas muy útiles y veloces para poder hacer esto, y se puede lograr con muy poco esfuerzo.

Los efectos de estos hábitos llegarán con una condición fundamental: ponerlo en práctica con la determinación de hacerlo hasta lograrlo. La gente que tiene éxito no prueba una vez las cosas y se rinde. Suelen ajustar su comportamiento para aprender y educarse, buscan entender cómo funciona su mente. Cuando se consigue esto, se percibe lo sencillo y rápido que es generar los hábitos y cambios que se precisan para tener el éxito que se desea.

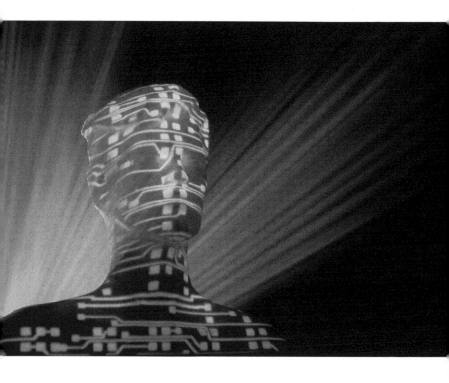

La técnica *swish*

La mayoría de hábitos no deseados consisten en un comportamiento complejo que aparece tras un detonante determinado y que luego funciona de forma automática. En estos casos, sólo puede eliminarse la costumbre si se elimina el detonante.

Una forma efectiva de hacerlo es meditante la técnica *swish*. Se trata de uno de los ejercicios más conocidos que consiste en visualizar imágenes y cambiarlas con un movimiento de la mano en el aire, como si se estuviera pasando de pantalla.

Comportamientos del tipo morderse las uñas, fumar, deprimirse, etc., pueden ser liberados mediante simples ejercicios de visualización. Lo primero que debe hacerse es preguntarse qué activa el comportamiento que se pretende cambiar. Por ejemplo, si se pretende dejar de fumar, uno puede imaginarse en el momento previo a encender el cigarrillo. Hay que imaginarse esta experiencia como si se estuviera viviendo en esos instantes, incluyendo la circunstancia que desencadenó el hábito.

Luego, visualizar cómo sería usted mismo si lograra cambiar esa costumbre. En el caso de tratar de dejar de fumar, más ágil, más saludable, con más dinero en el bolsillo, etc.

Intente visualizar las dos imágenes juntas, la experiencia de la conducta que desea cambiar en forma sobresaliente y de gran tamaño, mientras que en la misma pantalla o en una adyacente, una pequeña imagen de cómo se vería si lograra cambiar ese hábito.

Vaya agrandando la imagen hasta que haga desaparecer la primera imagen. Ambas imágenes deben estar conectadas, de forma que cada vez que surja el estímulo que dispara el problema, automáticamente se transforme en una imagen de sí mismo.

El proceso debe repetirse al menos cinco veces, haciendo que la transición sea cada vez más rápida y repitiendo la palabra *swish* cada vez que la segunda imagen sustituye la primera. El *swish* en PNL puede ser usado para reemplazar cualquier pensamiento negativo con uno positivo. Como con muchas técnicas de PNL, la clave del éxito está en la velocidad a la que se realiza el cambio.

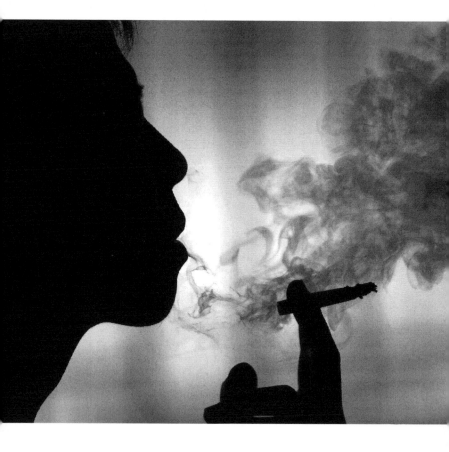

Pasos a realizar
en la técnica *swish*

- Seleccione la conducta o comportamiento que quiera modificar y asóciese a ella.
- Identifique el contexto en el que quiere modificar su conducta, es decir, ¿dónde, cuándo y con quién le gustaría responder de manera diferente.
- Identifique la imagen que dispara la conducta, ¿qué haces justo antes de que se manifieste la conducta que rechaza?

- Cree la imagen del resultado que desea y utilice las submodalidades para hacer esta imagen muy atractiva para usted, tal vez poner mas brillo, tal vez cambiar los sonidos, lo que le haga sentirse mejor y disociarse de ella. Recuerde representar solo las cualidades y atributos, no la conducta.

- Seleccione la imagen clave, grande y brillante, y asóciese a ella y la imagen del resultado, pequeña y oscura, en la esquina inferior derecha.

- Cambie las imágenes, de tal manera que la imagen de resultado quede grande y brillante y la imagen clave pequeña y oscura. Este movimiento tiene que ser muy rápido, aproximadamente en un segundo y lo puede acompañar de un zumbido (*swish*).

- Después de hacer el cambio, ponga las pantallas en blanco y repita los últimos pasos.

La técnica Walt Disney

Walt Disney tenía una extraordinaria habilidad para conectar su creatividad con una estrategia de negocios exitosa y el principal capital con el que contaba Disney era la creatividad, convirtiendo las fantasías en expresiones concretas y reales; era algo así como tomar algo que existe sólo en la imaginación y llevarlo a una expresión material donde la experiencia de otros influía de una manera positiva. En eso se fijó Robert Dilts cuando propuso el desarrollo y el modelaje de la estrategia que empleaba Walt Disney para ser tan creativo y exitoso.

La estrategia Walt Disney sirve para solucionar problemas de forma creativa. Cuentan que la Factoría Disney disponía de tres despachos ubicados en lugares distantes. El primero era un despacho sin muebles y muy luminoso en el que se trataba de poner en acción al "Yo-soñador". En esa habitación estaba prohibida la crítica.

El segundo, era un despacho decorado al estilo actual para su época. En esta habitación Walt Disney ponía a trabajar al "Yo-realista". En ese despacho se tenía que encontrar la forma de poner en práctica las ideas del "Yo-soñador".

Y el tercero era un despacho decorado al estilo clásico y con una cantidad de luz limitada en el que se buscaba al "Yo-crítico". En esta habitación se debían examinar todos los posibles fallos.

Los pasos de la estrategia de creatividad

1 Escoja un reto o objetivo a solucionar, o una situación con la que vaya a enfrentarse y piensa en ella.

2 Adopte la posición de un soñador. Su papel es el de generar una lluvia de ideas y todas las posibilidades y alternativas que se le ocurran. No las analice ni evalúe. Simplemente apúntelas. Para inducir en este estado puede adoptar la fisiología de un soñador. En el caso de un soñador, es posible que desee levantar la cabeza y los ojos ligeramente. A continuación, puede hacerse preguntas como: ¿Qué quiero lograr? ¿Cuál es mi propósito? ¿Cuáles son los beneficios? ¿Cómo sabré que los tengo?¿Cuándo espero obtenerlos? ¿Adónde quiero que me lleve esta idea en el futuro?

3 Pase a la posición de un realista. Esta fase por lo general implica la organización de las ideas. En esta posición, incline ligeramente su cuerpo hacía delante y con una mirada hacia el horizonte. A continuación, hágase estas

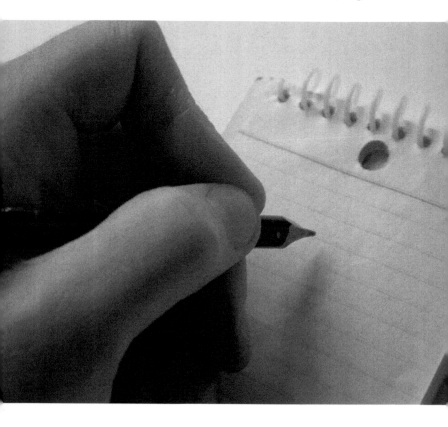

preguntas: ¿Cuándo estará completado el objetivo? ¿Quién o quiénes van a estar implicados? ¿Cuál será el primer paso? ¿Y el siguiente? ¿Y el siguiente?… ¿Cuál será la información que me indique que estoy avanzando o retrocediendo? ¿Cómo sabré que mi objetivo ha sido alcanzado?

4 Una vez terminado pase a la posición de crítico. Esta es muy importante ya que sirve como un filtro y como un estímulo para el refinamiento de esa idea. En esta etapa, tendrá que comprobar y evaluar el plan. Para ello adopte una postura angulada, con la cabeza algo inclinada y la mirada un poco levantada y tóquese la barbilla o la cara con la mano. Y ahora puede preguntarse: ¿A quién afectará esa idea? ¿Qué necesidades y recompensas tienen las personas afectadas? ¿Por qué razón alguien podría objetar esa idea o plan? ¿Qué aspectos positivos existen en la actual forma de hacer las cosas? ¿Cómo podría preservar estos aspectos cuando se lleve a cabo el plan? ¿Qué le falta al plan? ¿Qué necesita en su estado actual?

5 Después de que haya terminado con las tres posiciones perceptivas diferentes, vuelva a la posición del soñador. Cambie el plan de forma creativa para disfrutar de lo que ha aprendido desde el realismo y la crítica. Continúe con la ejecución a través de todas las tres posiciones hasta que crea que el plan se ajusta congruentemente entre sí.

Modificar las estrategias

Cada comportamiento sigue una estrategia determinada, aunque no seamos consciente muchas veces de ello. Por el contrario, muchos procesos subconscientes se pueden descubrir fácilmente mediante una atención consciente.

Cuando conocemos la estrategia que utiliza una costumbre de la que deseamos desprendernos, resulta fácil ver dónde es necesario efectuar cambios y qué parte de la antigua estrategia deseamos conservar. Al conocer las estrategias se puede conocer mejor a uno mismo.

- Se inicia con la imagen de la conducta que no deseamos y la ubicamos en tiempo y espacio. Se busca una escena donde se lleve a cabo la conducta no deseada y allí tenemos el movimiento ocular de los ojos que en la mayoría de las personas será arriba a la izquierda. Se fija bien esta imagen.

- Una vez que la imagen está bien definida se baja la vista del lado izquierdo y allí se piensa en un recurso para eliminar la conducta no deseada. Lo importante aquí es darse cuenta qué se necesita hacer diferente para cambiar la conducta.

- Una vez que la persona tenga el recurso necesario, movemos los ojos hacia arriba a la derecha, que es la parte creativa y allí se repite la escena inicial de la conducta no deseada, sólo que ahora le añadimos el recurso para cambiar la escena. Se visualiza la misma escena con las correcciones necesarias ayudados por el recurso. Pasamos en nuestra mente la película imaginaria con la conducta ideal que se quiere.

- Por último se baja la vista a la derecha y allí verificamos si nos sentimos a gusto con el cambio. Verificamos si el cambio es bueno para uno y bueno para las personas que nos rodean. Si es así, podemos regresar a la escena del cambio y revivirla. Para integrarla a nuestro ser es importante tomar un par de respiraciones profundas y de esa manera tenemos otra opción la siguiente vez que se presente la misma situación.

Normalmente, la persona busca sus antiguas estrategias de forma racional y objetiva, buscando fallos y construyendo una nueva estrategia que rompa el modelo habitual y desemboque en un nuevo comportamiento que desbanque el anterior. Una buena estrategia debería relacionar todos los sentidos, especialmente el visual, el auditivo y el cinestésico y estar controlada tanto por recuerdos como por representaciones.

4. Llegar a ser lo que queremos

El pasado y el futuro son construcciones que se genera el propio individuo según el mapa de los sucesos que han trascendido en su vida. La memoria registra la realidad de modo fidedigno, sucede que en ocasiones esa realidad se distorsiona por interés propio, pero es fácilmente verificable cuando la visión de una persona sobre un suceso no coincide con los recuerdos que tienen otras personas sobre el mismo hecho.

De la misma manera, la concepción del futuro es diferente en cada persona, dependiendo de cómo esté enfocada su vida en adelante, sus motivaciones y sus metas.

El cerebro es el encargado de medir lo cercanos o lejanos que se perciben los hechos. Muchas personas se basan en hechos pasados como si fueran certezas absolutas, con resentimientos que acarrean siempre consigo como si de una pesada mochila se tratara. Otras personas están siempre pensando en el futuro, no son capaces de vivir el presente ni de disfrutar de la vida.

El pasado influye en nuestros sentimientos, en la manera que tenemos de comportarnos, en nuestras actitudes y en nuestra percepción de las cosas. Muchas veces el pasado determina el grado de felicidad de las personas. No hay que olvidar nunca que el presente es fruto de lo aprendido, lo sentido y lo planificado en el pasado. El pasado es la suma de los recuerdos. Cuando hemos aprendido que un modo de actuar conlleva sentimientos desagradables, intentamos evitarlo.

Pero las imágenes del pasado pueden ser modificadas sin que por ello se falsifique el pasado. Los recuerdos son subjetivos, no repiten los sucesos sino las vivencias que se tienen de esos sucesos.

En PNL se dice que la forma de hablar de una persona corresponde a una codificación espacial del tiempo en nuestro cerebro. Esto quiere decir que situamos las imágenes mentales del pasado o de lo que pensamos sucederá en el futuro en un determinado orden que corresponde a la cronología de los acontecimientos de nuestra propia existencia.

Elaborar la línea del tiempo

El ahora determina el futuro, los actos de hoy mañana serán parte del pasado. Cuando una persona ha tenido en su pasado experiencias que le han marcado y que le han llevado a modos de pensar y de actuar especialmente inefectivos, se hace necesario "sanar" esa época pretérita antes de poder anclar nuevas estrategias de futuro.

El producto de la organización temporal de nuestro cerebro se conoce como líneas temporales o líneas del tiempo, un espacio en el que la mente ubica, cataloga y representa el paso del tiempo.

Los recuerdos no son una verdad absoluta, cuando los traemos a nuestro presente, lo hacemos con la intención de recrear una sensación de bienestar. Por ello la mayoría de las personas recuerdan la infancia como una época agradable, y muchas otras suelen pensar que cualquier tiempo pasado fue mejor.

Pero no se trata de reprimir los recuerdos negativos. Las malas experiencias pasadas no pueden ni deben borrarse de la mente, además no resulta fácil hacerlo, sino que siguen actuando en el subconsciente por mucho que se intente evitar. Cuando tratamos de reprimir los recuerdos negativos, se entorpece seriamente la comunicación con el subconsciente.

Una vez reconstruido el pasado, puede vivirse el mismo suceso de una manera diferente y esto puede influir en la vida presente y en la futura. Esta línea temporal no tiene por qué ser una línea recta, puede ser curva, por momentos más ancha

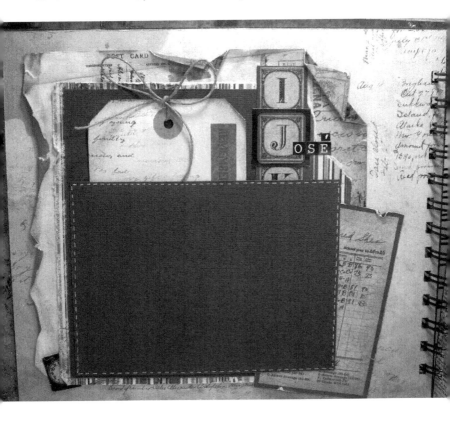

y en otros más estrecha, incluso pueden haber discontinuidades y partes no visibles. La línea temporal también puede ser una línea abstracta, un camino o un río, etc.

¿Cómo crear una línea del tiempo?

- Necesita pensar en una experiencia o evento en su vida que haya ocurrido más o menos hace cinco años, y visualice ese acontecimiento tan vívidamente como sea posible.

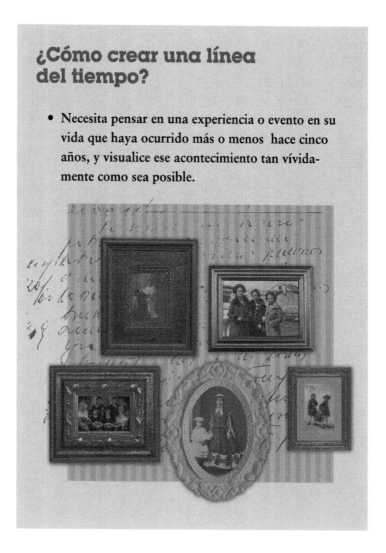

- Ahora, observe en qué lugar del espacio proyecta esa imagen, por ejemplo: ¿La imagen está a la izquierda o a la derecha? ¿Está arriba o debajo de tu nivel de visión? ¿A qué distancia está la imagen?
- Después de haber encontrado la posición de esa imagen, piense en un evento que haya sucedido en la última semana y observe la posición de nuevo.
- Imagine un evento que va a pasar un año en el futuro y, finalmente, un evento que vaya a pasar dentro de cinco años, como su cumpleaños.
- Ahora, si con el dedo sigue esos puntos en el orden anterior, podrá descubrir que se crea una línea o una curva.

No hay posiciones fijas para las líneas del tiempo PNL, pero hay tres patrones comunes. Estos son:

- De izquierda a derecha.
- De atrás para adelante.
- De abajo hacia arriba.

La mayoría de la gente tiene una línea temporal de izquierda a derecha o de atrás hacia delante. En este último caso son personas que tienden a dejar el pasado y que suelen tener dificultades para visualizar el futuro lejano. Si las imágenes más alejadas son pequeñas significa que esa persona tendrá dificultad para ver los eventos futuros.

Cuesta aceptar que se puedan modificar los recuerdos, sin embargo el cerebro no hace nada distinto cuando atempera el recuerdo de un suceso horrible hasta conseguir que sea soportable. Sólo se pueden modificar aquellos recuerdos que se hacen conscientes. Determinadas vivencias, en especial aquellas más traumáticas, suelen quedar dentro del subconsciente y se precisa de ayuda terapéutica para hacerlas conscientes.

Con el fin de encontrar vivencias pasadas que influyen negativamente en el presente suelen establecerse en programación neurolingüística una serie de pasos con el fin de estructurarlas, reviviéndolas y enriqueciéndolas con recursos positivos.

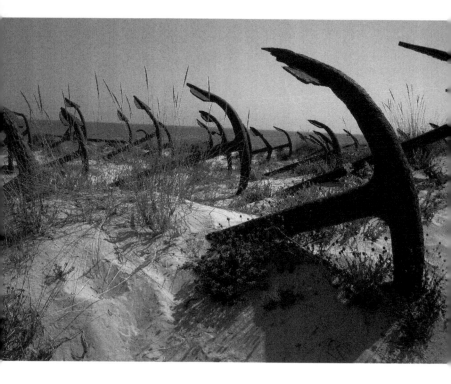

- El primer paso consiste en establecer la línea del tiempo y colocar anclas del presente, construyendo una línea temporal cinestésica.

- Tras ello, se debe determinar el sentimiento o comportamiento molesto, que es el objetivo sobre el que habrá que trabajar.

- El tercer paso es ir desde el presente hasta el pasado a lo largo de la línea temporal. En esa línea hay que detenerse y marcar el momento cuando se perciba el sentimiento de que un recuerdo desempeña un papel importante. De esta manera se va creando una cadena de recuerdos con anclas en el suelo.

- El siguiente paso es salir de la línea de tiempo, soltar el ancla y llamar al ancla del presente.

- A continuación se debe tratar el primer recuerdo del sentimiento molesto, reviviendo la situación pero ya no asociada sino disociada y contemplándola desde fuera.

- El siguiente paso es cargar la situación con recursos positivos. Para ello se debe buscar conscientemente en experiencias de referencia recursos del Yo pasado, visualizando los estados de recurso asociados y reforzándolos mediante cambios en las submodalidades.

- Una vez realizado esto, se vuelve a entrar en la línea de tiempo establecida, reviviendo la situación de forma asociada y llamando al ancla de recursos.

- Luego se debe volver desde el primer recuerdo por la línea del tiempo hasta el presente, soltando el ancla de recursos y volviendo por la línea temporal.

- Llamar al ancla de presente al llegar al momento actual y contemplando la línea temporal del pasado. Podemos modificar nuestro comportamiento mediante vivencias positivas o vivencias negativas, el conocimiento de ambas hace más fuerte y poderoso al ser humano.

- Una vez conseguida la modificación positiva, deben comprobarse los efectos en los sentimientos futuros siguiendo la línea temporal mientras se fija la vista en un punto del momento presente. Es el momento de comprobar en qué medida han cambiado los sentimientos, las actitudes y las maneras de pensar.

Integración personal

Mediante la integración personal se puede reestructurar de forma positiva la constelación entre las subpersonalidades. En el subconsciente se producen cambios complejos que suelen redundar en todos los aspectos de la personalidad, por ello, gracias a la integración personal es posible tratar experiencias complejas que no puedan ser eliminadas de forma consciente.

Este método no aborda los problemas específicos sino que mejora las relaciones entre las subpersonalidades. De esta forma, al mejorar las relaciones, se disuelven los modelos de pensamiento, comportamiento y sentimiento que resultan problemáticos.

Las subpersonalidades más corrientes y obvias reflejan los papeles que hemos representado en el pasado o que representamos actualmente en nuestras vidas: el niño, el amigo, el amante, el padre, el maestro, el médico o el funcionario. Otras pueden ser héroes de fantasía, figuras mitológicas o, incluso, animales. Una de las tareas importantes es identificar e integrar las subpersonalidades en un conjunto dinámico que funcione armónicamente.

- **Las subpersonalidades familiares** están formadas por la interiorización de los diferentes miembros de la familia, ya que desempeñan un papel muy importante en el pasado. El niño interior, por ejemplo, es una importante subpersonalidad, ya que resulta de gran ayuda al adulto.

- **Las subpersonalidades arquetípicas** son modelos originales que muestran la herencia cultural que hemos heredado. Son importantes porque desempeñan un papel importante en los valores adquiridos y en la manera que tenemos de ver el mundo.

- **Las subpersonalidades especiales** desempeñan un papel central en determinadas técnicas de PNL.

La salud como camino

Un estado saludable es aquel en el que la persona se siente plena, desarrolla sus recursos y tanto su mente como su cuerpo se hallan en óptimas condiciones de funcionamiento y desarrollo.

La PNL aplicada a la salud se enfoca en diversas áreas, tales como la conexión cuerpo-mente, donde influyen procesos fisiológicos a partir de estrategias neurocognitivas, la digestión, el refuerzo del sistema inmunológico, el manejo del dolor o la intervención en los procesos psicosomáticos.

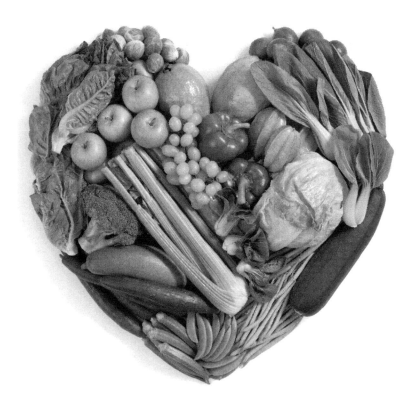

La PNL considera que el individuo tiene una edad cronológica regida por su calendario y una edad biológica, acorde con el desgaste del cuerpo de acuerdo al estilo de vida y la edad psicológica. La primera es irreversible e inexorable, pero la segunda es producto del estilo saludable que haya llevado la persona a lo largo de su vida. La salud, en cualquier caso, es mucho más que la ausencia de enfermedad, es plenitud, confianza y crecimiento constante.

Los estados mentales pueden ser tan dañinos o más que los malos hábitos: el ejercicio practicado de forma regular, la alimentación equilibrada y los pensamientos positivos alejarán la enfermedad del cuerpo, ya que potenciarán la capacidad natural del cuerpo para sanar y hará disminuir el estrés, a la postre el enemigo más implacable de la salud del cuerpo humano.

Los síntomas son manifestaciones del propio cuerpo a los que hay que atribuirles una intención positiva en el modelo de las subpersonalidades. Es comprensible que mucha gente desarrolle actitudes negativas y huidizas ante determinados síntomas de una enfermedad. En ese sentido, el diálogo con los síntomas de una enfermedad es una posibilidad excepcional para controlar problemas de salud mediante el trabajo mental.

- El primer paso es nombrar las subpersonalidades asociadas a ese síntoma.
- Después, anclar las subpersonalidades con un ancla corporal cinestésica.
- Tras ello, se produce la interrogación de las subpersonalidades, inquiriéndoles por las intenciones positivas, por la existencia de otras subpersonalidades y viendo la disponibilidad de cooperación entre ellas. Tras una res-

puesta afirmativa a estas cuestiones es fácil adivinar un cambio rápido y efectivo.

- El cuarto paso es activar una tras otra las diferentes sub-personalidades, activando el diálogo entre ellas con la ayuda de las anclas correspondientes. Este paso tiene como finalidad el intercambio de recursos para ver la posibilidad de influir sobre los procesos corporales.

- El siguiente paso es preguntar a las distintas subperso-nalidades si están de acuerdo o no con los cambios realizados, tratando de conseguir así un acuerdo entre las partes y una determinación conjunta de la meta.

- Por último, se debe preguntar a todas las subpersona-lidades si están de acuerdo o no con los cambios pro-ducidos para evitar consecuencias negativas.

Utilizando técnicas de PNL se puede comprender la inten-ción positiva del síntoma, ganando con ello posibilidades de ac-tuación, siendo el subconsciente el que trabaje en la raíz de la enfermedad.

Hablar con la enfermedad

Para transformar el dolor u otras percepciones desagradables resulta muy eficaz el proceso que consiste en modificar las submodalidades. Las enfermedades suelen tratarse como algo que sucede de improviso, pero esto no es así. El cuerpo, mu-chas veces, suele darnos muestras de que algo no funciona bien, pero en la mayoría de ocasiones ignoramos estas seña-les o bien no las tomamos en serio. Para modificar las submo-dalidades primero se debe construir una imagen clara del estado que nos produce ansiedad y desequilibrio. ¿Cómo es ese dolor? ¿Cuál es su estructura, su sabor, su temperatura? Hay que buscar todas las características asociadas con el dolor, la percepción que nos produce en el organismo. La imagen debe traspasar emociones para poder producir los cambios necesarios.

El segundo paso es modificar una característica de la imagen. Al cambiar una submodalidad, se producirán también cambios en la percepción del dolor: cambiará el movimiento, el color, la estructura…

El último paso es anclar la nueva imagen hasta el punto de que la percepción del dolor se haya transformado en un sentimiento neutro e incluso positivo. Cuando vuelva a aparecer el dolor, se neutralizará de forma rápida.

Coaching y PNL

El coaching es un sistema de preguntas y respuestas con el objetivo de descubrir lo que una persona quiere y guiarla a alcanzarlo. Es una nueva manera de ver las cosas que hace crecer la imagen que se tiene de uno mismo, mejora las comunicaciones y profundiza las relaciones.

El coaching con PNL resulta un canal ideal para el crecimiento personal, para profundizar en el autoconocimiento y para ver cómo los demás están percibiendo el mundo. En un proceso de coaching se define bien el objetivo, se analiza el punto de partida, los recursos, las diferentes opciones, se diseña un plan de acción y se trabaja la motivación, la responsabilidad y el compromiso necesarios para hacerlo efectivo.

El coaching es una técnica de desarrollo o crecimiento personal que por medio de sencillos ejercicios hace que entre otras cosas la persona consiga enfrentarse a sus miedos, sentimientos de dolor, depresión, soledad, pesadez, resentimientos, frustraciones y aprenda a tener confianza en sí mismo y en los demás. Ayuda a disfrutar de la alegría, vitalidad, curiosidad, determinación, motivación y pasión por vivir.

El campo de trabajo del coaching consiste en conseguir que el individuo entienda cómo afectan sus procedimientos a sus resultados, y ayudarle a encontrar otros que los mejoren.

Las posibilidades del coach

El coaching se empezó a desarrollar en las universidades americanas en el ámbito del entrenamiento de los deportistas de élite. Se utilizaban técnicas para ayudar a esos deportistas y ayudarlos a ir hasta el límite de sus posibilidades.

Si hay varias metas en mente, lo mejor es primero comenzar con una, tal vez la más fácil de lograr.

Lo primero será pensar en qué es lo que se quiere lograr, e iniciar el camino hacia la meta deseada. Luego, hay que evaluar si realmente lo que estamos estableciendo como meta nos motiva. Hay que focalizarse en los aspectos que nos harán sentir bien de dicha meta.

Como segundo paso, se deben evaluar los detalles, cómo se realizará la meta, cuándo, en qué tiempos, y qué se va a hacer mientras se realiza dicha meta.

El tercer paso será imaginar que ya se logró la meta, pensar lo bien que se siente al alcanzar el objetivo, y finalmente, como cuarto paso, preguntarse para qué se quiere dicha meta.

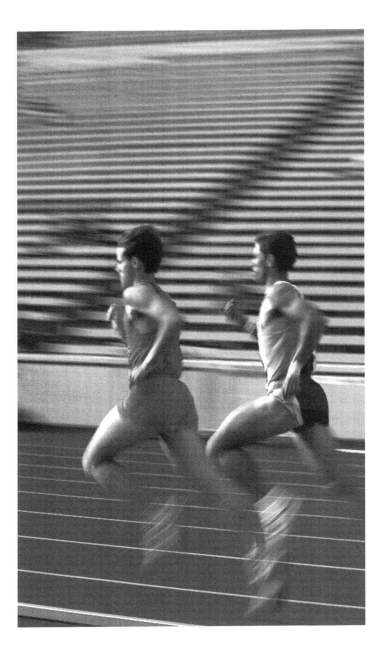

Una vez que todo esté contestado, la mente debe ayudar para emprender una nueva tarea.

El cliente debe sentir la confianza del coach, su claridad y su franqueza. Este debe transmitir estos preceptos en todo momento. El coaching utiliza muchas técnicas de la PNL y comparte básicamente su visión del funcionamiento del ser humano. Pero sobre todo, el coaching se apoya en la máxima de la PNL que dice que todas las personas poseen recursos y habilidades para alcanzar sus objetivos. Así, el coach busca potenciar esas capacidades dormidas.

Para un coach es muy importante reconocer las señales no verbales de su cliente. En el momento de realizar una técnica de PNL se hace necesario apreciar el estado del paciente para colocar un ancla en el momento correcto o reconocer cuándo se producen dificultades con una estrategia determinada.

Un coach debe reconocer las distintas fisiologías para saber en qué momento exacto debe colocar o llamar un ancla, comprobando si el cliente se imagina de forma asociada una situación y si una técnica muestra los efectos esperados.

Al reconocer la solución a un problema, se modifica el estado corporal-espiritual. Para un observador experimentado, algunos cambios pueden resultar evidentes pero otros pueden pasar inadvertidos. La persona que recuerda una situación desagradable acabará mostrando la fisiología del problema, de forma más clara cuanto más intensos sean los sentimientos.

Las funciones del coach

El coach tiene la misión de encontrar el camino a la excelencia desarrollando y potenciando las habilidades que todos te-

¿Qué puede ofrecer un coach de PNL?

- Un coach debe poseer habilidades para establecer redes de comunicación eficaz, logrando relaciones humanas poderosas basadas en la confianza y la credibilidad.

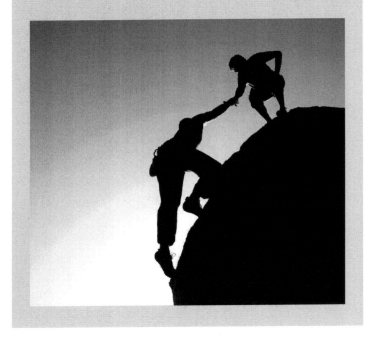

- Debe tener flexibilidad de comportamiento para lograr cambios personales, grupales y organizacionales.
- Ha de fomentar estrategias para transformarse en un observador diferente, detectando nuevas posibilidades de acción antes no consideradas.
- Debe diseñar un modelo de liderazgo basado en un proceso secuencial de autodescubrimiento que se construye desde adentro hacia afuera.
- Puede crear técnicas para resolver conflictos, utilizando los recursos disponibles en el momento y lugar precisos.
- Generar herramientas para clarificar objetivos y desarrollar caminos para lograrlos.
- Utilizar recursos para liderar, negociar, tomar decisiones, motivar, aprender y ser creativo.
- Debe usar competencias para manejar los estados emocionales, reorientando las acciones hacia la concreción de los proyectos y objetivos propuestos.
- Ha de disponer de habilidades para diseñar conversaciones poderosas.

nemos, tanto para las metas profesionales como para las personales, lograr la paz interior, etc. Busca la forma de integrar todo esto de la mejor manera. El coach en PNL tiene más o menos las siguientes funciones:

- Un coach estimula a enfrentar y superar miedos, fobias o cualquier situación limitante a través de las técnicas de la PNL, o indica el profesional más adecuado para tratar el problema.

- Un coach anima a tomar conciencia de los hechos al cliente para que este se sienta activo en su proceso de crecimiento.
- En cada sesión de coaching en PNL, el coach proporciona nuevas reflexiones para la vida personal y profesional del cliente.
- Un coach estimula al cliente para que pueda percibir nuevas opciones.
- Un coach aporta una visión externa, lo más neutral y objetiva posible.
- Un coach acompaña al cliente y le escucha de forma activa durante todo el proceso.

Tan pronto como se empiecen a reconocer las metas y las soluciones a los problemas, empezará a cambiar la fisiología del problema y la persona se hallará en disposición ante los cambios que se avecinan y podrá imaginar soluciones a los problemas aunque no sea aún capaz de verlos con claridad.

La posición de los ojos

Cualquier coach experimentado sabe que la observación del movimiento de los ojos de un paciente puede dar las claves para leer con exactitud las estrategias de percepción de las personas.

Los movimientos oculares fueron uno de los grandes descubrimientos de Blandler y Grinder, que descifraron qué podían significar. Y es que el movimiento del ojo está asociado con la activación de distintas partes del cerebro, ya que se halla conectado a este mediante un nervio.

Descubrieron que cuando una persona busca en su cerebro imágenes recordadas, la mayoría de personas mueve los ojos hacia arriba y a la izquerda. Cuando se quieren crear imágenes nuevas, se mueven los ojos a la derecha, ya que este es el canal de los sueños, de los proyectos y de la creatividad.

Si se busca un sonido recordado, se mueven los ojos hacia la izquierda, a la altura del oído, y cuando se trata de crear un sonido nuevo, o de imaginárselo, los ojos irán a la derecha, a la altura del oído. Este es el canal de los compositores, de los músicos o de los conferenciantes.

Cuando la persona precisa resolver un problema, preguntarse sobre una situación determinada y extraer conclusiones,

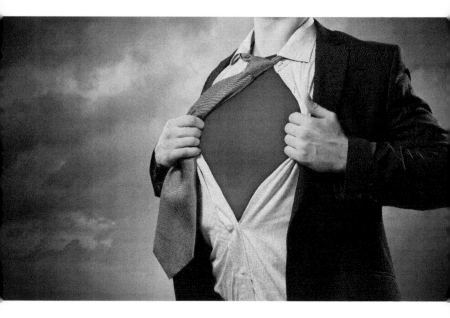

se suele bajar la vista a la izquierda. Y si se quiere poner en contacto con sus sentimientos, entonces tiende la vista hacia la derecha. Si los sentimientos son de depresión, angustia, miedo o tristeza, los ojos tratan de salir de ese canal moviéndose hacia otro lado.

Señales típicas

Las señales típicas de la fisiología del problema son:

- Elevada tensión muscular.
- Respiración superficial.
- Bajo riego sanguíneo cutáneo que da como consecuencia palidez en la piel.
- Comisura de los labios hacia abajo.
- Mirada hacia abajo.

Las señales típicas de la fisiología del cambio son:

- Subida de ojos.
- Mirada hacia la izquierda.
- Ligero ascenso de la comisura de los labios.
- Relajación.

Las señales típicas de la fisiología de la meta son:

- Ojos muy abiertos.
- Mirada al frente.
- Pupilas dilatadas.
- Postura corporal recta.
- Piel con buena circulación sanguínea.
- Comisura de los labios dirigida hacia arriba.

Estos movimientos pueden llegar a realizarse de forma consciente, con el fin de que la persona pueda descubrir cómo funciona el cerebro. A través de las claves oculares, se le puede enseñar al cerebro nuevos caminos para corregir conductas, actitudes o reacciones no deseadas.

- Cuando necesitamos acordarnos de algo, mover los ojos hacia arriba a la izquierda, nos proporcionará la información que requerimos más rápidamente. Esto se aplica para las personas con mala memoria.
- Cuando necesitamos hacer proyectos, mover los ojos hacia arriba a la derecha nos será más fácil, imaginándonos los resultados que queremos.

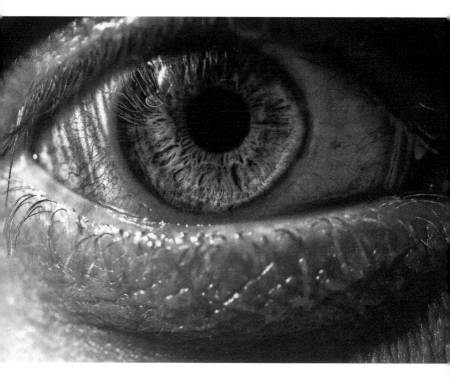

- Cuando tenemos un problema y necesitamos resolverlo o generar opciones, lo correcto es moverlos hacia abajo a la izquierda. Aquí encontraremos las respuestas que necesitamos. Es el canal del análisis.

Milton Erickson y el modelo de la hipnoterapia

Milton Erickson fue un gran investigador dentro de los límites de la hipnosis como herramienta para el cambio personal. La persona se conecta con su mapa mental e instala nuevos comandos en él. Este modelo conecta con la experiencia de la persona, pero instalando recursos para un nuevo programa mental.

El modelo de Erickson constituye el fundamento de muchos principios y técnicas de la programación neurolingüística.

Erickson es recordado por:
- Su enfoque original a la psicoterapia y la relación con el paciente.

- Su amplio uso de la metáfora terapéutica, de las narraciones y de la hipnosis.

- Su concepción del inconsciente como de algo que es completamente distinto y separado de la mente consciente, con su específica conciencia, sus intereses, sus respuestas y su aprendizaje. Según Erickson, la mente inconsciente es creativa, generadora de soluciones y tiene como objetivo el bien de la persona.

- Su capacidad de utilizar cualquier proceso del paciente para ayudar al cambio: creencias, palabras preferidas, extracción cultural o social, la historia personal, e incluso las costumbres neuróticas.

- Cuando nos encontramos en un estado anímico desfavorable, concienciarnos de que los ojos no deben bajar a la derecha, pues esto incrementará la sensación.

El trance y la conciencia despierta son estados de conciencia naturales. Lo característico del trance es la desaparición del entorno, la intensa orientación de la concentración hacia un proceso y la desconexión lógico-racional sobre el suceso presente.

Para la PNL, el trance abre las puertas hacia el subconsciente. Un coach puede ayudar a sus clientes a entrar en trance y con ello puede movilizar las fuerzas del subconsciente. En ese estado, se puede modificar la actividad del cerebro. Está comprobado que se inhibe el hemisferio izquierdo mientras que el derecho muestra mayor actividad. Ello demostraría que en el trance se activa el hemisferio responsable de nuestras capacidades subconscientes.

Glosario de terminología PNL

- **Anclar:** Es el proceso que consiste en asociar una respuesta interior con un hecho externo con el fin de que dicha respuesta pueda luego ser evocada de un modo rápido e inadvertido.

- **Aptitud:** Es el dominio que se puede tener sobre cierto tipo de conducta. La aptitud es fruto del desarrollo de un mapa mental que ayuda a seleccionar y organizar grupos de comportamientos individuales.

- *Auditive Belief Change*: Se trata de una técnica de PNL que elimina la influencia negativa de una creencia mediante cambios de las cualidades auditivas de una creencia limitante.

- **Beneficio secundario:** Se denomina así a una función positiva que surge de una conducta problemática o negativa.

- **Búsqueda transderivacional:** Es el proceso de búsqueda de nuestros recuerdos almacenados entre las representaciones mentales con el fin de hallar la experiencia de la que se deriva una conducta o una reacción actual.

- **Calibración:** Mediante este proceso se puede aprender a leer el inconsciente de otra persona y sus respuestas no verbales.

- **Calibrar:** Ponerse en el lugar de una persona, explorar el lenguaje de una persona mediante preguntas y una observación exacta para clasificar las distintas fisiologías.

- **Cinestésico:** Se utiliza para designar todo tipo de sensaciones, incluyendo las táctiles, las viscerales y las emocionales.

- **Cita:** Patrón mediante el que se entrega el mensaje de otra persona.

- **Clave:** También llamada pista de acceso, incluye los movimientos oculares, el tono de la voz, el ritmo, la postura corporal, los gestos y el ritmo respiratorio.

- **Comportamiento o Conducta:** Son las acciones a través de las cuales interactuamos con las personas y el entorno que nos rodea.

- **Congruencia:** Se trata del momento en que todas las creencias internas de un persona, sus estrategias y su conducta se ponen de acuerdo y se orientan hacia la consecución de un fin.

- **Contexto:** El marco en el que tiene lugar un suceso en particular.

- **Creencias:** Las creencias suelen ser inmutables ya que utilizan las normas del pensamiento lógico y racional. Sirven para guiar e interpretar nuestras percepciones de la realidad, conectándolas con nuestros criterios y nuestros sistemas de valores.

- **Criterios:** Son los valores que utiliza una persona para tomar decisiones o juicios.

- **Cuádruple:** Método taquigráfico para anotar una experiencia formada por la representación auditiva, visual, cinestésica y olfativa.

- **Enlace calibrado:** Es un patrón inconsciente de comunicación en el que las claves y pistas de conducta de una persona desencadenan ciertos tipos de respuestas.

- **Estrategia:** Son los pasos que se dan para lograr un resultado específico. El aspecto más importante de una estrategia son los sistemas de representación empleados para dar los pasos necesarios.

- **Estructura profunda:** Son los mapas sensoriales que las personas emplean para organizar su conducta.

- **Estructura superficial:** Son las palabras que muestran las representaciones sensoriales almacenadas en el cerebro.

- **Experiencia de referencia:** Una experiencia del pasado en la que se utilizó con fuerza un recurso. Una experiencia de referencia sirve para hacer presentes los diferentes recursos.

- **Fisiología:** Es la expresión corporal que aparece en relación con un estado interno concreto. Un terapeuta debe saber reconocer las diferentes fisiologías.

- **Flexibilidad conductual:** Se da cuando el individuo tiene la capacidad de variar el propio comportamiento con el fin de que otra persona pueda responder en cierto modo.

- *History Change*: Es una técnica de PNL que puede modificar recuerdos del pasado para que ejerzan influencias negativas en el presente.

- **Identidad:** El sentido de identidad organiza las creencias de los individuos, muestra sus aptitudes y su conducta integrándolas en un único sistema.

- **Instalación:** Es el proceso que facilita la adquisición de una nueva estrategia mediante la combinación de anclajes y metáforas.

- **Integración personal:** Método clásico de la PNL que concede una importancia fundamental al modelo de las subpersonalidades y que tiene como objetivo que estas trabajen de forma óptima e integrando todas las tendencias de la personalidad.

- **Intención positiva:** Uno de los principios de la PNL cuya finalidad es encontrar cualquier tipo de intenciones tras cada modificación con el fin de englobarlas en el proceso de cambio.

- *Leading*: Modificar el comportamiento de otra persona mediante señales corporales.

- **Marcar el paso:** Refleja ciertos comportamientos humanos que son el resultado del contacto de una persona que ajusta ciertos aspectos de su conducta a los de otro individuo.

- **Meta modelo:** Modelo desarrollado por John Grinder y Richard Bandler para identificar patrones del lenguaje que puedan ser problemáticos. El modelo de un modelo.

- **Meta programa:** Nivel programación mental que determina nuestra clasificación, orientación y experiencia.

- **Metáfora:** Proceso mediante el cual se le otorga a un pensamiento una situación o fenómeno como si fuera un cuento, una parábola o una analogía.

- **Modelo Milton:** Modelo de lenguaje generador de trance que muestra cómo realizar afirmaciones vagas de una manera intencionada.

- **Niveles lógicos:** Existen cinco niveles lógicos jerárquicos en el individuo: Identidad, Creencias, Aptitudes, Conducta y Entorno.

- **Pacing:** Reflejo. Método que imita de forma sutil el comportamiento de una persona.

- *Phobia Cure*: Técnica que se aplica para liberarse de los miedos.

- **Posición:** En PNL hay tres posiciones básicas. La primera se da a través de la experimentación a través de nuestros ojos. La segunda consiste en experimentar como si estuviéramos dentro de otra persona y la tercera percibe las relaciones existentes entre el individuo y su entorno.

- **Predicados:** Atributos verbales para clasificar y describir a una persona. Suelen utilizarse para saber qué sistema de representación está utilizando una persona para procesar una determinada información.

- **PNL:** Modelo conductual fundado por John Grinder y Richard Bandler que consiste en el estudio de la estructura de la experiencia subjetiva. La programación neurolingüística estudia los patrones creados por la interacción que tiene lugar entre el cerebro, el lenguaje y el cuerpo y que da lugar a determinadas conductas.

- *Rapport*: Expresión de la hipnosis que determina una relación en la que las personas se encuentran en resonancia.

- *Reframing* (o reencuadre): Proceso mediante el cual una conducta problemática es separada de un determinado programa.

- **Sinestesia:** Proceso de extrapolación entre los sistemas de representación en los que la persona deriva los sentimientos de lo que percibe mediante los sentidos.

- **Sistema de representación primario:** Este sistema, fundamentado en la idea de procesar y organizar la propia experiencia, determina los rasgos de personalidad y las aptitudes de aprendizaje del individuo.

- **Situación bien formada:** Es aquella situación expresada en términos positivos, definida mediante evidencias sensoriales, iniciada por la persona que desea la meta y contextualizada según un entorno.

- **Submodalidades:** Distintos tipos de cualidades sensoriales percibidas por cada uno de los sentidos, entre ellas pueden citarse el color, la forma, el volumen, la temperatura, etc.

- *Swish*: Técnica en la que dos imágenes se superponen entre sí.

- **Traducir:** Procesar las palabras pasando de un tipo de representación a otro.

- **Trance:** Estado de conciencia al que puede llegarse por hipnosis o por meditación.

- **Troceado:** Dividir una experiencia en diversos fragmentos. El troceado puede ser hacia un nivel superior, con lo que se llega a un nivel de información más abstracto o bien hacia un nivel inferior, con lo adquirimos datos más específicos y concretos.

- **Utilización:** Se trata de una técnica mediante la cual se da paso a una secuencia de estrategias concretas.

Bibliografía

Bandler, R y Grinder, J., *Trance Fórmate*, Editorial Gaia, Madrid, 1993.

Bandler, R. y Grinder, J., *De sapos a príncipes,* Editorial Cuatro Vientos, Santiago de Chile, 1982.

Bandler; R y Grinder, J., *La estructura de la magia*, Editorial Cuatro Vientos, Santiago de Chile, 1980.

Beauport, E., *Las tres caras de la mente*, Editorial Galac, Caracas, 1997.

Carpio, M., "*Anclajes y reencuadres: recursos para un aprendizaje.*" *Revista de Investigación*, Instituto Pedagógico de Miranda J.M Siso Martínez, Volumen 4. Caracas, 1997.

Chomsky, N., *La nueva lingüística*, En Mª. D. Mascasas (comp), *Áreas consultor didáctico: Lengua y Literatura*, (pp.26), Ediciones Nauta, Bogotá, 1957.

Glouberman, G., *Imaginar es poder*, Barcelona, 1991.

González, L. *P.N.L. Comunicación y diálogo*, Editorial Font, México, 1996.

Heller, M., *El arte de enseñar con todo el cerebro*, Editorial Biosfera, Caracas, 1993.

Istúriz, N. y Carpio, M., *¡Mira! ¡Escucha! Y contáctate con la PNL,* 2ª Edición, Caracas, 1998.

Montes, Z., *Más allá de la educación*, Editoral Galac, Caracas, 1996.

O´Connor, J., *PNL para formadores*, Ediciones Urano, Barcelona, 1996.

En la misma colección

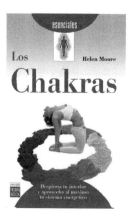

LOS CHAKRAS
Helen Moore
Despierta tu interior y aprovecha al máximo tu sistema energético.

Los Chakras son siete centros energéticos situados en el cuerpo humano. Su conocimiento nos llega a través de la cultura tibetana forjada a través de la experiencia personal de los maestros de Shidda Yoga. La energía del cosmos atraviesa nuestro cuerpo trabajando en esa red de centros energéticos sutiles. Los chakras captan esa energía del ser humano y la hacen circular hacia el macrocosmos. Los chakras nos conectan con nuestro mundo espiritual y de su equilibrio depende en buena medida nuestra salud. De nuestra capacidad para leer las señales de estos centros de energía y rectificar o corregir su trayectoria dependerá que podamos evitar determinados trastornos.

HO'OPONOPONO
Inhoa Makani
Una guía práctica y sencilla para iniciarse en el arte de los curanderos hawaianos

Ho'oponopono es un arte hawaiano muy antiguo de resolución de problemas basado en la reconciliación y el perdón. Pero además nos brinda la oportunidad de limpiar y barrer vivencias negativas para prosperar en el ahora y en el futuro. Igual que el pescador sabe deshacer con paciencia los nudos de su sedal, la práctica de esta terapia nos ayuda a deshacernos de los recuerdos dolorosos del pasado que nos causan desórdenes y desequilibrios. Este libro propone un desarrollo del método muy pedagógico, paso a paso, siguiendo un protocolo de trabajo para alcanzar la máxima eficacia terapéutica.

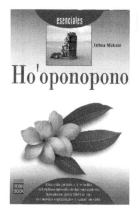

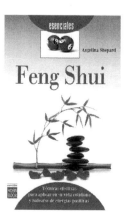

FENG SHUI
Angelina Shepard
Técnicas efectivas para aplicar en su vida cotidiana y rodearse de energías positivas

Feng Shui es una antigua ciencia desarrollada en China que revela cómo equilibrar las energías de un espacio para asegurar la salud y la buena fortuna de las personas que lo habitan. Este libro es una extraordinaria introducción muy práctica y sencilla a las formas de ubicación del Feng Shui. Aprenda a descubrir las técnicas de purificación para transformar su hogar en un espacio sagrado y distribuir los diferentes elementos de la casa para alcanzar el máximo bienestar.